New Wun Ching Developmental Publishing Co., Ltd.
New Age · New Choice · The Best Selected Educational Publications—NEW WCDP

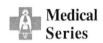

Medical Series

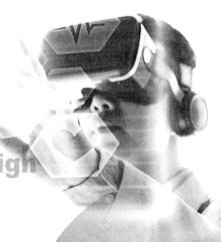

Virtual Reality
Teaching Plus Design
Manual-APRN

進階
虛擬實境護理
教案設計手冊：
環景體驗式教學

童恒新 總校閱

國立陽明交通大學護理系‧宏達國際電子股份有限公司

童恒新‧葉士青‧張庭榕‧吳昆家‧黃淑鶴‧王華娟‧劉芷伶
李旻芠‧甘佩鑫‧楊惠如‧莊涵琳‧夏德霖‧陳芃橋‧沈淑芬
徐清樺‧楊秋月‧江逸萱‧胡慧蘭‧王柏權‧陳惠雯‧陳俞琪
陳郁如‧黃千祐‧于會功‧林承霈‧黃茱楹‧劉曉菁‧吳佩儒
劉佩青‧楊予欣‧黃久美‧孫志琪‧莊秋萍‧吳哲綸‧陳尹甄 編著

本書《進階虛擬實境護理教案設計手冊：環景體驗式教學》是延續第一本《虛擬實境護理教案設計手冊：臨床沉浸感之擴增》的作品，乃是專研虛擬實境如何應用在護理教育的深入之作。內容闡述虛擬實境與智慧教學的未來趨勢，亦提供了一系列豐富且實用的虛擬實境結合創新教學的策略建議，希望能幫助教育學者了解虛擬實境運用在護理教學中的優勢。

透過本書的教材，教學者能提供學生在模擬環境中安全學習的機會。作者群結合學界學者、臨床專家與業界 HTC 團隊，以專業的角度切入，以案例展現接近實境的虛擬情境，期待能夠推動虛擬境在國內護理教育領域的應用，培養更具創新思維和臨床技能的未來尖端醫療專業人才。

願本書能作為您探索虛擬實境於護理教學的有利參考，一起為提升護理教育教學成效和培養未來優秀的醫療人才做出貢獻。

楊令瑀　謹識

作者介紹
AUTHORS

總校閱暨作者

童恒新
University of San Deigo PhD ,
University of Pittsburgh DNP
國立陽明交通大學護理學系主任
國立陽明交通大學護理學系特聘教授

作 者

葉士青
南加州大學計算機科學博士
國立陽明交通大學光電系統研究所
所長

張庭榕
紐約州立大學醫療政策與管理碩士
宏達國際電子股份有限公司
醫學 VR 總監

吳昆家
國立交通大學應用藝術研究所碩士
宏達國際電子股份有限公司
醫學 VR 經理

黃淑鶴
國立陽明大學護理哲學博士
國立陽明交通大學護理學院護理學
系副教授

王華娟
美和科技大學健康照護研究所碩士
福樂多事業股份有限公司副總經理

劉芷伶
國立陽明交通大學臨床護理研究所
碩士
國立陽明交通大學護理學系專案講師

李旻芠
輔仁大學護理研究所碩士
國立陽明交通大學護理學系博士生
三軍總醫院北投分院護理長

甘佩鑫
長庚科技大學護理系學士
國立陽明交通大學臨床護理研究所
碩士生
三軍總醫院北投分院護理師

楊惠如
國立陽明大學護理哲學博士
台北榮總麻醉科專科護理師兼副護
理長
台灣麻醉專科護理學會理事長

莊涵琳
國立陽明大學臨床暨社區護理研究
所碩士
台北榮總麻醉專科護理師

夏德霖
國立陽明大學護理學系
訓練中麻醉科專科護理師

陳芃橋
國防醫學院護理研究所碩士
國立陽明交通大學臨床護理研究所
博士生
國防醫學院護理學系講師

沈淑芬
國立陽明交通大學護理哲學博士
馬偕醫學院護理學系助理教授

徐清樺
國立陽明交通大學護理哲學博士
長庚大學護理學系助理教授

楊秋月
國立台灣大學護理哲學博士
國立陽明交通大學護理學系教授

江逸萱
國立陽明大學護理哲學博士
輔仁大學護理學系助理教授

胡慧蘭
New York university 紐約大學護理哲
學博士
國立陽明交通大學護理學系教授

王柏權
臺北醫學大學護理學系碩士
國立陽明交通大學臨床護理研究所
博士生
新北市立土城醫院專科護理師

陳惠雯
國立陽明交通大學護理哲學博士

陳俞琪
國立陽明大學護理哲學博士
國立陽明交通大學臨床護理研究所
教授

陳郁如
國立陽明大學護理學系學士
國立陽明交通大學公共衛生碩士學
位學程就讀中
臺北榮民總醫院大德病房護理師

黃千祐
國立陽明交通大學社區健康照護研
究所碩士生

于會功
國立陽明大學臨床暨社區護理研究
所碩士
國立陽明交通大學護理學系博士生

林承霈
英國倫敦大學國王學院 (King's
College London)緩和療護博士
國立陽明交通大學護理學院社區健
康照護所助理教授

黃棻楹

弘光科技大學護理系學士

臺北榮民總醫院安寧共同照護專科
護理師

劉曉菁

國立成功大學護理研究所碩士

財團法人大德安寧療護發展基金會
安寧緩和護理教育師

台灣安寧緩和護理學會常務理事

吳佩儒

慈濟技術學院學士

臺北榮民總醫院家庭醫學部醫事技
術師

劉佩青

國立台灣大學護理哲學博士

國立陽明交通大學護理系助理教授

楊予欣

國立陽明交通大學護理學系學士

國立陽明交通大學臨床護理研究所
碩士生

黃久美

美國德州大學奧斯汀分校護理哲學
博士

國立陽明交通大學臨床護理研究所
特聘教授

孫志琪

國立陽明交通大學臨床護理研究所
碩士

臺北榮民總醫院護理師

莊秋萍

輔仁大學護理學系

國立陽明交通大學臨床護理研究所
碩士

臺北榮民總醫院副護理長

吳哲綸

國立嘉義大學生物資源學系學士

國立陽明交通大學專任研究助理

陳尹甄

國立陽明交通大學護理研究所在職
專班碩士

臺北榮民總醫院副護理長

目錄

CONTENTS

前 言

作者：董恒新

　　本書延續第一本「虛擬實境護理教案設計手冊：臨床沉浸感之擴增」的基礎，以第一本學士護理師轉銜至進階護理師的此書，書名「進階虛擬實境護理教案設計手冊：環景體驗式教學」。此第二本系列書籍，保留第一本跨域特色，集結國立陽明交通大學護理系及宏達國際電子(HTC)之學者及專家編撰而成，進而提供智慧教育的未來趨勢與強化進階護理師的核心能力。

　　章節內容扎實豐富，提供不同場域體驗及以生命歷程為軸心從嬰幼兒、成人、高齡至生命末期橫跨慢性病與心理健康的進階照護教案。不同場域體驗含有麻醉環境與流程簡介、住院中護理、及輕鬆舒適的翻身移位與減壓延伸至居家照護。不同人口群體包含：兒童發展評估、病人突發呼吸喘、腎臟疾病管理、慢性病居家照護、思覺失調症病人照護、婦癌術前檢查準備、瀕死症狀辨識與安寧療護。

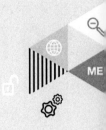

CHAPTER 02

虛擬實境與智慧教學的應用未來趨勢

作者：葉士青

　　虛擬實境技術，過去許多研究學者提出，可以應用於臨床的治療干預或輔助診斷，主要是由於這個技術具多種優勢，這些優勢包括：

1. **生態有效性**：虛擬實境可以模擬生活的各式場景，應用於訓練和治療，這些生活場景比較符合一般的生活經驗，可以有效地將訓練或干預的成效，遷移到真實的生活，所以，虛擬實境具有良好的生態有效性。

2. **安全性**：由於模擬場景為數位世界的內容，對使用者來說，相較於物理世界場景不可控的特性，虛擬實境具有更好的安全性，降低使用者暴露於物理世界可能衍生的風險。

3. **可控性**：虛擬場景的訓練任務，訓練的難易度可以透過環境參數或物理參數進行設定，準確地調控任務的難易度，對應不同功能程度的患者，進行適應患者功能高低的任務難易度設定，將有利於訓練目標的達成。

4. **遊戲性**：虛擬實境任務融入了大量的遊戲元素，透過良好的遊戲設計，可以使用患者獲得更好的沉浸感以及娛樂性，將有助於提升患者對於訓練系統的使用動機，進而提升訓練的總量和頻率，而達到訓練和治療的目標。

　　近年來，隨著穿戴式感測技術的進步，以及人工智慧方法的大躍進，虛擬實境進一步結合穿戴式感測技術以及人工智慧，創造了更豐富的臨床應用。穿戴式感測技術可以感測人的

各式生理或行為反應，例如腦波、眼球追蹤、皮膚電、心電、表面肌電、足壓、呼吸或是動作軌跡等，透過虛擬實境的刺激訓練任務，誘發人的不同生理反應或行為，當我們同步量測這些大量的生理反應或行為數據，可以運用人工智慧方法，例如機器學習和深度學習，進一步建立輔助診斷或功能評估模型，實現臨床自動化的輔助診斷或功能評估。

關於整合虛擬實境、穿戴式感測以及人工智慧，在臨床訓練或治療、輔助診斷或評估的應用上，按照功能性區分，主要有三個應用方向，分別為精神心理、認知功能以及運動功能。

在精神心理的應用上，一般可以遵循所謂的暴露式療法，也就是所謂洪水猛獸的脫敏療法，以虛擬實境構建誘發使用者「恐慌」的場景，將使用者反覆地暴露於這樣的場景中，讓使用者進行生理調節並逐漸的適應，達到脫敏的目的。虛擬實境的特色在於可以調節刺激的強度，以漸進的方式誘發使用者的恐慌，同時，可以結合生理感測感測，例如心電或皮膚電，一方面量化使用者的生理反應，並以人工智能驗證系統的成效，或是另一方面可以提供生理反饋，達到刺激訓練的目的，適應的病症例如：恐慌症、創傷後壓力症、戒癮等。

在認知功能的應用上，以虛擬實境構建各式生活任務場景，例如超級市場、捷運、提款機、都市迷宮、駕駛任務等經典場景，嵌入不同維度的認知任務，這些維度包括記憶力、注意力、執行功能、空間能力、邏輯能力、計算能力等，然後對於使用者實施可調控強度的認知刺激訓練，達到認知訓練的目

的。同時，可以同步量測神經生理感測數據，例如腦波、眼球追蹤、路徑軌跡，然後以人工智慧融合多模態的神經生理感測數據，研發認知功能評估模型或疾病輔助診斷系統，適應的病症例如老人認知障礙症、兒童注意力不足／過動症、自閉症類群障礙症等。

　　在運動功能的應用上，可以透過動作捕捉技術，讓使用者和虛擬實境任務進行互動，達到運動功能訓練的目標，尤其是這些虛擬實境任務，可以運用物理參數的設定，產生大量不同難易度的任務，讓使用者實現自我挑戰，進而達到功能提升的目的。另外，可以同步量測動作軌跡、重心軌跡、表面肌電或足底壓力等，然後以人工智慧融合這些數據，研發運動功能評估模型，適應的病症例如：中風復健、五十肩、前庭不規則、下背痛、下肢術後復健等。

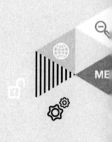

03 VR 創新教學者的成功之路

作者：張庭榕、吳昆家

Contributor: Antonio Spina, Digital Healthcare Transformation Lead, World Economic Forum.

　　虛擬實境(Virtual Reality, VR)技術的快速發展正在改變教育領域的面貌，為教師和學生提供了無限的可能性。VR 不僅讓學習變得更有成效，還提供了高互動性和參與感的學習體驗。本文整理了 HTC 團隊的實務經驗，分享教師們在導入 VR 教學時所面臨的挑戰，以及克服挑戰的有效對策。

一、找出 VR 創新教學的真正需求

　　在導入 VR 做為輔助教學的工具之前，最重要的就是要找出真正的「需求」，包含教學痛點與學習障礙，如此才能確保投入的資源與心血可以獲得有價值的成果。作為一種輔助教學工具，VR 並非萬能，需要針對不同學習階段選擇合適的教材。教師必須先了解 VR 的能力與特質、找出適用的主題。

　　以互動式 360°影片教材為例，它可以完整重現臨床醫療場景與情境，讓學生身歷其境、近距離觀摩各種技術與任務的執行方式。這就像是將臨床實習經驗濃縮，在最短的時間內、以最高效益方式，擴增學生學習記憶。在導入這類 VR 輔助教學時，必須與其他教學方式互相搭配，研讀基礎理論、親手練習技術、進入臨床實習等仍是不可或缺的學習方式。

　　隨著時空環境與學生特性的變化，教師經常需要調整教學方式，利用新的媒體與工具來達到預設的教學目標。但這並不代表一定要追隨最新的科技潮流，應該要優先考慮「適用性」，以達到最佳的教學成果。

二、使用無程式碼的 VR 教案編輯工具

在決定導入 VR 輔助教學時，教師首先會面臨的挑戰是如何製作高品質且符合教學目標的教案。對於沒有軟體開發與設計經驗的教師，這件事情更是顯得棘手。

然而，隨著科技的發展，現在已有無需撰寫程式碼的 VR 教案編輯工具(No-Code Tools)可供使用，大幅簡化了 VR 教案的開發流程。No-Code Tools 提供了直觀且易於使用的界面，沒有軟體工程或設計背景的教師也能夠輕鬆地開發 VR 教材。這樣的工具能夠為教師節省寶貴的時間和精力，並專注於教學內容和課程活動設計，不必擔心繁瑣的技術門檻。同時，跨平臺的系統設計也是一大關鍵，考量教案內容的可及性(Accessibility)，務必讓學生不受 VR 硬體設備的限制，透過手機或電腦也能觀看相同的內容。

除此之外，好的 VR 教案平臺還應具備「使用行為與成績紀錄系統」，提供清楚易用的管理介面，讓教師能了解學生們的使用狀況與學習歷程。教案的使用時長、答題紀錄、按鈕點擊次數、甚至是視線熱點追蹤(Eye Tracking Heatmap)，這些數據都應該被完整記錄，並透過視覺化的統計圖表，讓教師可以快速查看。

三、透過工作坊培育 VR 種子教師

有了工具之後，教師的挑戰是如何踏出穩健的第一步，建構未來發展的藍圖及團隊。當大家都還不熟悉 VR 相關技術與工具時，實作演練的工作坊(Workshop)會是一個不錯的做法。

與外部專業團隊合作，更可以省去自己試誤探索的成本，以最快速有效的方式建立自製教案的能力。

　　首先，主事教師必須擔當推動者(Champion)的角色，並開始招募志同道合的夥伴，包括教師、學生與任何有興趣且能持續參與創新教學的成員。工作坊須提供一切製作 VR 教案所需之技能，包括軟硬體操作、教案選題、劇本規劃、拍攝與互動設計技巧等。工作坊將以分組方式進行，最多 6 組、每組 6 至 8 人。各組成員採混合編組為佳，須具備教案撰寫能力、熟悉電子產品與電腦操作。

　　透過工作坊，也可以找出有潛力成為導師的成員。他們可以加速教案開發、確保 VR 教案應用於實際課程，並為同儕持續提供支援和培訓，是相當重要的角色。一旦踏出成功的第一步，必須立即維持團隊的動能，儘速將 VR 教案導入教學活動、取得學員回饋意見、持續開發新教案，如此才能確保先前的努力可產生最大效益。

四、設計適用於 VR 的教學活動

　　做出教案後，這時的挑戰是如何將 VR 教案融入教學，讓學生順利地完成學習。軟硬體操作不熟悉、VR 設備數量不足、學習體驗不順暢及學習成效不佳等，這些都會讓想要導入 VR 教學的教師備感艱辛。

　　從最基礎的開始，軟體帳號與硬體設備應該要有統一的管理機制與負責人，讓組織內的所有成員都清楚知道有哪些教學資源可以利用。當有教師或學生要使用時，這位負責人必須能

及時提供協助，確保教學活動能順利進行。設立 VR 體驗教室是關鍵的一步，如此可讓每個人都能輕易的取得設備，進行體驗。尤其是在導入的初期，應先舉辦大量的體驗活動，讓學生們熟習 VR 設備與軟體的操作，作為正式學習前的準備。

VR 教案應當是學生可自學使用的，但即便如此，教師也應該設計一套適用於自己課程的使用方式。VR 教案可使用的時機有三個：課前預習、課中體驗與引導討論、課後作業與測驗。不論是在哪一個階段，教師都應考慮 VR 設備的數量與可及性，預留足夠的時間進行 VR 教案體驗。教學活動與教案本身也應具有高度互動性，並且確保測驗題的數量與難易度適中。

創新與進步是持續不斷的，透過測驗成績、使用行為統計數據與課後回饋意見，教師們應持續優化教案內容設計、改善教學活動，如此才能讓 VR 教案發揮最大的功效。

五、以實證研究展現教學成效、爭取長期資源

不論在什麼單位，教學資源都是相當珍貴的。當教師取得經費投入 VR 創新教學時，就必須向支持者們證明其真正效益，以爭取長期計畫支持。在探索新技術和教學方法的過程中，實證研究是極為重要的一環，教師須透過實證研究來展示其有效性和正面影響。

在學校教育與臨床工作中，關鍵績效指標 (Key Performance Indicators, KPI)皆可簡單分成兩大類，包括：學習成效、學習經驗滿意度。其中，學習成效可透過幾個數字來評

估，例如：知識與專業能力的進步 (Improvement in Performance)、教師授課或訓練時間的縮減 (Reduction in Training Time)、學習保留效果的提升(Increase in Knowledge Retention)、執行技能時自信心的提升 (Improvement in Confidence)。透過創新模式與傳統模式對比，就可以清楚看出 VR 創新教學之優勢。

　　然而，並非所有教學主題都適用 VR 創新教學，VR 創新教學也並非用來全面取代現有教學方式，而是在各方面發揮互補效果。最顯而易見的，採用 VR 創新教學可以減輕教師授課的負擔。當 VR 創新教學與傳統教學方式的學習成效達到相同的水平時，教師將有更多時間與精力了解學生們的盲點，進行更深入的指導。

六、建立可永續經營的團隊與創新教學生態

　　在推動 VR 創新教學時，提供足夠的動機與獎勵是至關重要的。不論是在學校或臨床工作環境中，若缺少強烈動機與有效獎勵，教師很快就會面臨後繼無力的窘境。

　　若要達到永續經營，光靠教師自己的教學熱誠是不夠的。單位主管應該鼓勵教師執行研究項目、發表相關論文，藉此向教育界提供寶貴的經驗與知識，也建立教師本人及其組織的學術聲望。同時，組織內部還須定期舉辦競賽活動，營造創新教學的氛圍。透過公開勉勵及實質獎金的方式，鼓勵教師開發更多教材和教案，並且透過分享吸引更多教師參與，從而擴大教學的成效。

　　人力資源也是必須經營的項目，依據過往的經驗，教師們經常是心有餘而力不足。在本文前段就有提到培育種子成員的重要性，這是一項持續性的工作。首先，如果是在學校，除了教師之外，強烈建議種子成員還應納入學生。學生可擔任助教，協助教師拍攝 360° 影片、進行影片後製與 VR 教案編輯，如此可大幅減低教師在內容製作方面的負擔。除了提供獎學金，還可鼓勵學生組團創業、協助更多老師製作教案。最後，千萬別忘了經驗與能力的傳承，務必在學生畢業離校之前培育出下一代接班人，架構永續發展系統。

七、擁抱創新科技，共創更好的教學實踐

　　因應時代與需求的變化，教育方式與內容必須不斷創新，這絕對需要科技領域的支持。我們應該結合自身專業知識和科技產業的力量，共同推動創新教學實踐，不但可以事半功倍，還能持續創造飛輪效應(Flywheel Effect)（圖 3-1），獲取最大化的長期效益。

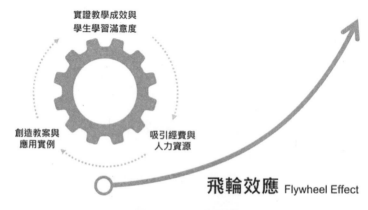

圖 3-1　飛輪效應

　　在尋找外部合作夥伴時，教師應該評估該團隊是否能長期配合、持續提供技術支援。這團隊可以是科技公司、教育機構、醫療機構或其他相關組織，除了技術支援之外、他們還須具有教育專業知識和實踐經驗。具體而言，合作夥伴至少要能提供創新的教學工具、平臺和解決方案，以滿足教學活動的需求。更進階的合作夥伴還能與教師共同設計 VR 教材，執行研究計畫、開發創新教學模式，並確保教材設計符合教育理論、可提供良好的學習經驗與成效。

　　教師身為使用者代表，應該了解當前科技的限制，並發揮最佳的效果；合作團隊作為技術提供方，則要關注使用者的需求、期待與痛點，持續改善產品與服務。隨著人工智慧(Artificial Intelligence, AI)的快速發展，VR 應用也將迎來巨大突破，學生可以透過生成式 AI 技術用語音直接與內容互動，應用方式也將更豐富多樣。結合 3D 動畫場景與人物，便是可靈活對話的 AI 虛擬人(AI Virtual Humans)。AI 虛擬人可依據教師的設定扮演各種標準病人，讓學生練習溝通與問診的技巧，對於多種軟技能(Soft Skills)的訓練將有極大的助益。

　　未來無限可能，期待這些強大的科技能夠成為教師們的有力工具，讓我們一起實踐創新教學，創造更好的學習成果！

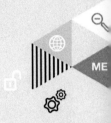

CHAPTER 04

教案一
輕鬆舒適的翻身移位與減壓

作者：黃淑鶴、王華娟、劉芷伶、李旻芠、甘佩鑫

「零抬舉政策(No Lift Policy)」的照護模式（王，2022；國立陽明大學 ICF 暨輔具科技研究中心，2020；Engkvist，2006）在先進國家已施行多年，為臥床病患的主要照護模式，以防止護理人員因為抬移病人導致背痛或受傷(Engkvist, 2006)。此項政策在臺灣雖然有少部分學者或輔具廠商進行倡議，但此照護模式普遍度及應用性仍低。

照顧者，包括家庭照顧者、照服員、護理人員，尤其是家庭照顧者在家自行照顧病人，在長期人力與技能限制下，提供臥床病人翻身移位照護。長期從事高重複性抬舉與牽拉動作移位活動，容易造成下背痛、過度勞累、肌肉骨骼損傷等健康危害，容易導致家庭照顧者胸椎和下背部慢性疼痛，進而影響其續任照顧工作(chronic back pain) (Hasuo, Shizuma, & Fukunaga, 2021)。

末期病患，尤其是各種原發腫瘤骨轉移的患者來說，常有疼痛、活動能力顯著下降或者可能臥床不起，因而伴隨皮膚完整性受損等健康問題，通常需要照顧者協助翻身移位的照護。因此在臨床照護時，除了提供家屬和病患藥物和非藥物的疼痛控制技巧外，更需要給予翻身技巧及輔具使用等相關護理技能指導及回覆示範（許，2011），才能夠有效支持家屬提供病患正確的翻身移位照護，也避免病患因未移轉位產生疼痛的狀況，並且促進病患舒適。如此也可以避免家屬在提供照護時，

因為害怕病患疼痛而減少翻身移位的次數，導致病人壓傷或因不當拉扯而造成病人損傷，或是照顧者跌倒或損傷的風險(Wilson & Litterini, 2021)。而提供移轉位照護的「自然照護技術(Natural body movement and Patient Handling Technique)」，是一種不拖移、不拖拉運用身體自然的姿勢與力量，輕鬆完成翻身及移位的技術。一項研究結果發現，「自然照護技術」於臥床病人主照顧者，除了增進照顧者在協助執行病人擺位移位的知識、技能與態度，優於衛教單張口頭說明教學成效（孫等，2022）。

市面上已有相當多種安全搬運和移動病患(safe patient handling and mobility)的設備／輔具，包括升降輔具（移位機、天花板升降機和智能床）及移位及翻身用輔具〔移位板、移位滑布(sliding sheet)〕等（國立陽明大學 ICF 暨輔具科技研究中心，2020；Rugs et al., 2020; Vinstrup et al., 2020），甚至國內業者也由國外引進移位擺位時可以伸進身體下方撫平衣服皺摺的低摩擦力護理手套（福樂多醫療福祉事業，2023），希望推廣運用以減輕照顧者因頻繁的患者轉移造成的負荷及避免活動功能障礙病患因為移位或轉位的拖拉摩擦和剪力(friction and shear force)，並且促進病患舒適及預防壓傷的發生。

加上過去臺北市立聯合醫院的一項調查研究發現，臨床護理師在協助協助病患執行各項轉移位活動中，床上移動位置、翻身、平躺坐起、床位移轉活動執行比例高於 90%。其中又以協助病患床上移動位置或協助將病人由床上移位到輪椅是最費力且最常見之轉移位照護活動。雖然有些臨床護理師會在執行

移轉位活動時，會使用轉位滑墊或移位滑板，但最常使用之輔具仍為床單或布中單（陳等，2014）。而另一個針對照服員臨床工作調查也發現，照服員在協助病患翻身移位的照顧活動中，約 90% 是使用徒手搬運，<40%照服員在工作時間中有使用移位輔具。照服員也和護理人員一樣，多是使用床單或布中單等非移位類型的工具來協助被照顧者翻身移位（王，2022）。

雖然過去國外研究發現，護理人員運用市售的零抬舉的轉運設備系統(No Lift System, NLS)，確實可以減少照顧者因協助病人翻身移位導致自身的背部損傷、疼痛症狀和因肌肉骨骼疼痛症狀而缺勤的情況(Engkvist, 2006)。臺灣市面上也已有多種市售翻身移位輔具產品，然而照護人員，不管是家庭照顧者、照顧服務員或是護理人員，除了使用床單輔助外，多仰賴雙手、腰部、背部等肌肉協助「搬運」被照顧者（陳等，2014），顯示協助翻身移位的輔具與正確執行方式仍多需要加以推廣。加上筆者在進階內外科護理課程的教學經驗，多數臨床護理師表示工作機構並未引進這些移轉位輔具，如滑單。除此之外，有多年臨床工作資歷的護理師也無「零抬舉政策(No Lift Policy)」的照護模式及移位輔具的使用訊息與經驗。因此本團隊希望透過VR 教學教案，推廣「零抬舉政策(No Lift Policy)」的照護模式及移位輔具與使用方式。

以下將針對本 VR 教案之教學目的、教案內容與腳本及評量方式進行說明。

4-1　教學目的

　　學習者，透過 VR 導入護理教學模組，除了讓課程變成更有趣外，透過模擬照護情境的劇本，包括情境、角色人員互動及實際的溝通互動及照護活動執行方式及所使用之輔具，可以幫助學習者從中學習正確照護流程，並且由影音及觀看視角選擇，強化印象，及引發學習動機。可以提升流程熟悉度，提升對臨床照護措施的學習有顯著的幫助，而讓此照護模組的教育發揮最大的教案學習效益（童，2022；舒等，2019；葉，2021；謝、林，2017），促進學習者達成：

1. 學會翻身移位之摩擦力與剪力之影響及處置注意事項。
2. 學會翻身移位之零抬舉關技術操作與注意事項。
3. 學會翻身移位輔具之使用技術。
4. 學會協助癌症轉移臥床病人翻身移位之技巧。

4-2　教案內容與腳本

　　教案劇本共分成四幕。病人病況之說明之設定：林老太太（林王竹妹）50 歲，因為癌症轉移，身體活動下降，多臥床，需要他人協助翻身移位。居家照顧，主要照顧者是其女兒（林曉芸）25 歲。

　　因為模擬居家長期照顧，故場景設定為個案家中（模擬居家使用病床之擺設）。因為個案有癌症疼痛且常規服用止痛藥控制疼痛。為了方便幫助個案翻身移位，因此模擬居家照顧使

用市售之電動病床。拍攝人員，包括病人、女兒、護理師、場記和攝影＋導演。相關用具包括病床、護理手套、滑單、病人服裝、血壓計、乾洗手。並且在每一幕觀看後設定學習評量以了解學習者的學習成效，或是附上問題解析，以加深學習者對學習議題的理解（余，2022；童，2022）。

情境劇情(flow of the story)

第一幕　狀況與身體評估

護理師訪視進入房間時，林小姐剛協助將林媽媽的床頭搖高，病人躺在床上，愁眉苦臉。

場景	劇情內容
病房	・林小姐：媽媽，你又不舒服了？ ・林媽媽：很不舒服 ・林小姐：護理師，您來的正好，我依據你教的方法幫我媽媽翻身，但他每次都說很不舒服 ・RN：他都是怎樣的不舒服？ ・林小姐：就是像我現在把她搖高坐起來，他就會說胸口悶、喊身體不舒服。搖低的時候，明明就平平的，他就會一直說她有倒吊的感覺。我都不知道該怎麼辦。你可以幫我看看我是哪裡做錯嗎？ ・RN：林小姐，我看到林媽媽現在臉上的膚色是正常的，你先不要擔心。來，我先來看看林媽媽的狀況 ・林小姐：好！ ・RN：林媽媽，我來看看你的狀況。我問你，你這樣的不舒服，是怎麼樣的狀況？ ・林媽媽：就是會覺得胸口很緊繃很悶，肩膀和脖子很緊繃，就是覺得很不舒服，那個感覺很難形容，就是不舒服

場景	劇情內容
	・RN：那怎麼樣時，你會感覺比較好一點（改善）？ ・林媽媽：我也不知道，有時候這樣的不舒服一下子就消失，有時候這樣的不舒服又持續好久，就很不舒服 ・林小姐：就是有時候我也不知道是怎麼樣，就想說是不是衣服壓到或是手壓到，或是頭髮拉到，所以我就給他檢查和動一動，他就會說不舒服的感覺好很多。我也不知道這是怎麼回事？ ・林媽媽：對呀。有時候，我很不舒服時，我女兒幫我衣服拉一拉，幫我手和頭重新擺好位置，這樣不舒服的感覺就會消失 ・林小姐：對呀！有時候就一直叫說不舒服，但有時候又莫名其妙好了。所以我們都搞不清楚，實在是很困擾。……我想說會不會是血壓問題或是像人家說的是心臟問題，血壓都有量，都正常。我也帶她回去醫院看過醫師，醫師說我媽的心臟和血壓等狀況很好應該是沒問題的 ・林媽媽：唉，也不知道這是怎麼回事？是不是我的狀況變差的徵兆？ ・林小姐：媽媽，你不要亂想，我來問問護理師，請他幫我們看看 ・RN：我先再量一下心跳與血壓（進行測量）……林媽媽，目前是很正常的，你先放心
評量一	題目：請問護理師進入病患家中，接觸病人前須先完成下列哪一件事？ 選項： (A)自報姓名和來居家訪視之目的 (B)進入家中後，應先以乾洗手進行洗手部清潔，再開始居家訪視 <div align="right">答案：B</div>

第二幕　撫平減壓與照顧指導

場景	劇情內容
病房	・林小姐：我之前也是有幫他量，都是正常。那這又是怎麼回事？要怎麼辦？ ・RN：林小姐，您先不急。來，您不要緊張，我現在來處理！我先幫林媽媽處理他的不舒服，我再來跟你解釋。你先看我怎麼做（護理師開始幫忙進行卸壓動作並且詢問林媽媽）。林媽媽，您現在感覺怎麼樣？還有悶悶的嗎？ ・林媽媽：現在舒服很多，沒有剛剛那個很悶、喘不過氣的感覺了 ・RN：那你還有哪裡不舒服？我來處理 ・林媽媽：頭後面還有一點點不舒服 ・RN：（將頭稍微抬起移位。並且詢問林媽媽）林媽媽，您現在感覺呢？ ・林媽媽：那個不舒服感覺沒有了，你好厲害喔！謝謝你！你要教教我女兒，他都不會，每次都弄得我都很不舒服 ・RN：（向著林媽媽說）好！您放心！那我現在先跟林小姐說明。（向著林小姐）林小姐，現在方便我跟您說明原因和處理的方法嗎？ ・林小姐：好，麻煩您了！ ・RN：（開始說明）林小姐，您剛剛將林媽媽搖高時，因為搖高時，人搖高床墊往上（摩擦力往上），但是床墊內會產生另一個往下拉的力量。所以林媽媽會感到壓迫和悶的不舒服感覺
解析	移動或變換體位會增加剪（切）力(shearing forces)和摩擦力(friction)的風險。上面所說的，身體內部產生一個向下的力量就是剪（切）力（以此次拍攝之半坐臥照片，畫上剪力、壓力和摩擦力）

場景	劇情內容
解析 （續）	**後製 1**：剪力部分 插入說明：剪（切）力：抬高床頭時，身體沿著斜面向下滑動的皮膚和深層組織，也因為相對位移造成了剪切力；施加於局部皮膚表面的壓力也會造成組織剪切力。剪切力被認為與壓力一起造成了皮膚和深部組織損傷和缺血，尤其是在骨突部位，如骶尾，而導致壓傷 (Pressure Injury) **後製 2**：摩擦力 插入說明：摩擦力：抬高床頭等變換姿位時，因為身體位置高度改變，重力會產生向下拉患者的力。此時身體需靠著摩擦力（阻止相互接觸的兩個物體產生相對位移的力），使得皮膚固定於與支撐面接觸部位，避免身體下滑
病房	・RN：這個狀況，我們可以透過剛剛將他身體與床墊貼合處分開洩壓的動作（邊說邊做），也就是透過這個動作將身體與下壓的床鋪分離，就可以協助減輕對拉的力量對身體造成的不舒服，這個問題就會解決。你試試看（林小姐做動作） ・林小姐：原來是這樣！ ・林小姐：那我可以再問你一下，就是，剛剛我媽媽是搖起來不舒服，但其實每次我把她頭搖低時，她也是會說不舒服。她都會一直說，我把她頭搖太低，他被倒吊了。唉，我真的沒給她倒吊。我都是先把腳搖低，然後頭再慢慢放低。我動作已經很慢，她還是說她不舒服。怎麼辦？ ・RN：其實這種狀況，就跟剛剛搖高是一樣的道理
評量二	**題目**：摩擦力大小由下列哪些因素決定？ **選項**： (A)垂直力 (B)物體表面摩擦係數 (C)病床上鋪面皺褶不平 (D)以上皆是 　　　　　　　　　　　　　　　　　　　　　　　答案：D

場景	劇情內容
病房	・**林小姐**：阿～怎麼說？ ・RN：也就是說，你把他的床頭搖低時，其實他的床墊有個力量是往上的，身體就會受到一個相反方向的「剪力」拉扯。因此他的感覺好像被倒吊一樣，所以感覺到不舒服 ・**林小姐**：那我應該怎麼做？
解析	降低剪（切）力和摩擦力影響的原則包括： 1. 減少正切力：臥位時，床頭高度限制在 30 度以下；坐位時，避免前滑 2. 身體撫平洩壓（壓力再分布） 3. 避免身體滑動或拖拽引起組織變形的動作：進行移位時，使用側翻轉位、移位輔助器械；移位後身體擺放和姿勢不會輕易滑動 4. 增加與支撐面的接觸面積，以減少局部壓力和剪（切）力

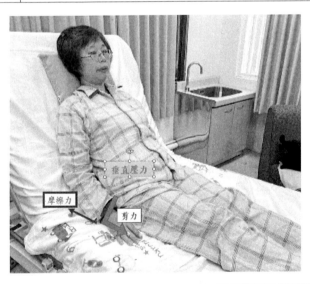

場景	劇情內容
	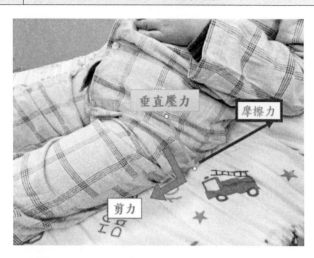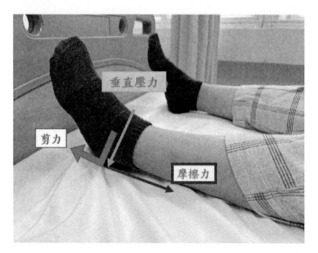
病房	・RN：其實就跟剛剛將床搖高是一樣的，也就是需要做分開洩壓的動作。也就是將摩擦力和剪力的壓力卸除。（頭轉向病人進行說明）林媽媽，我們現在來試試看，好嗎？我現在幫你把床頭搖低，過程中你有任何不舒服，就說，我們可以先處理

場景	劇情內容
	・**林媽媽**：好！ （RN 慢慢將床頭搖低） ・**林媽媽**：好了、好了、太低了，我人都倒吊了 ・**林小姐**：媽媽，妳不要緊張 ・**RN**：（轉向林小姐，說明）你看，現在床其實還沒有完全放平，頭還是比腳高，可是林媽媽卻有頭低腳高的感覺。來，我們現在再來執行一次分開洩壓的撫平動作。我先做一邊，你仔細看。就是先將手上到身上，腳先弓起來，將身體翻過一編後。再來把衣服拉一拉。就這樣。現在換你來試試看 ・**林小姐**：好。（開始執行解壓的撫順動作）這樣對嗎？ ・**RN**：對（向林小姐點頭，轉而詢問林媽媽）。林媽媽，您現在感覺怎麼樣？還有倒吊感覺嗎？ ・**林媽媽**：好奇怪喲，那個感覺消失了，不會有倒吊的感覺了
評量三	**題目**：搖高床頭幾度時，身體臀部和尾骶部組織承受相等的垂直和水平力力量？ **選項**： (A) 30 度 (B) 45 度 (C) 60 度 (D) 90 度 <div style="text-align:right">答案：B</div>

第三幕　撫平減壓、移位

用物：撫平手套、滑單。

場景	劇情內容
病房	· 林小姐：真的很感謝（停頓了一下）。護理師，其實我還是有另外一個問題想再請教您。（想一下……）是這樣的，我擔心這樣的搬動身體會不會讓我媽媽不舒服嗎？ · RN：林小姐，您的觀念很正確，翻身移位及身體移動動作確實需要動作輕柔來減輕病人因為牽拉而不舒服 · 林小姐：那怎麼辦？ · RN：就是如你說的，我們動作要輕柔，也要注意自己的指甲等，避免因為照顧而造成病人皮膚損傷 · 林小姐：這個沒問題，我都有注意。但是有沒有什麼實用東西可以預防移位時皮膚的摩擦或身體拉扯？ · RN：其實現在為了解決這樣的問題，也促進臥床病人的舒適，已經有很多的工具可以使用。尤其是像您是自己照顧媽媽，而媽媽也確實不適合大力搬動移位 · 林小姐：那你有什麼工具我可以使用的？ · RN：我剛好有帶我拿給你看（取出減壓手套，開始說明）林小姐，向您說明，這是撫平減壓手套，戴在手上，像這樣用，就可以減少摩擦力造成林媽媽皮膚摩擦產生的不適。您試試看（將手套遞給林小姐戴上）。您試試我剛剛的動作（林小姐執行撫平洩壓動作時詢問林媽媽）。林媽媽，林小姐這樣幫您的時候，你有沒有感到不舒服？

場景	劇情內容
	· 林媽媽：不會不舒服 · RN：（轉而詢問林小姐）你執行時，有沒有感到阻礙或摩擦？ · 林小姐：不會喔，而且很容易就穿入穿出（林小姐比劃穿入穿出動作）。怎麼會這樣？好方便喔！我問您一下，這個是不是用塑膠袋手套，例如手扒雞手套，就可以？ · RN：不是喔！這個手套是用低摩擦力的材質，才能有此效果 · 林小姐：那我可以再問一下嗎？ · RN：什麼事，您說？ · 林小姐：我想請問您！因為我自己照顧我媽媽，他又沒有力氣，每次翻身或是他滑下來要把她往上拉，我也沒有力氣。要把她往上拉，這對我真的很困難。我自己拉到腰酸背痛就算了，我更擔心把她拉到受傷，或是拉到磨破皮。這要怎麼辦？又不能放著她往下滑了不去把他拉好，這樣他整個人就會擠在一起。但我想把他拉好，就很困難，用力一點，硬拉，他又說會痛，很不舒服，我也怕他被我拉受傷。我想請問您有沒有比較好的方法？ · RN：林小姐，這確實是一件很費力也很困難的事，尤其是對我們力氣比較小的女生 · 林小姐：真的！（看著護理師點頭） · RN：其實有兩種方法，一種是用剛剛的手套來協助，另外是也可以使用一種滑單來幫忙 · 林小姐：什麼是滑單？跟床單一樣的嗎？ · RN：不一樣！你等我一下，我拿給你看，並且也教你如何使用 · 林小姐：好，謝謝你

場景	劇情內容
評量四	**題目**：下列哪些移位措施，可以減低摩擦力及避免組織變形的措施？ **選項**： (A)以床單抬起病人來移位 (B)使用滑單輔助移位 (C)使用轉位技巧來移位 (D)以上皆是 <div align="right">答案：D</div>
評量五	**題目**：下列哪一項移位措施，對單人照顧者執行困難且違反零抬舉照顧政策(No Lift / No Lifting Policy, NLP)？ **選項**： (A)以床單抬起病人來移位 (B)使用滑單輔助移位 (C)使用轉位技巧來移位 <div align="right">答案：A</div>
病房	・RN：（拿滑單向林小姐說）林小姐這個就是滑單，你摸摸看，滑滑的。這是專門用來幫忙病人移動位置的。我試給你看（轉向林媽媽，向她說明）。林媽媽，因為你現在身體滑下來了，我要幫你挪上去一點。我先把這個單子對著放到你的身體下面。對著林小姐說：林小姐，首先，我們會將滑單對折，你摸摸看，（林小姐手來摩擦對折的滑單） ・**林小姐**：這好滑喔！ ・RN：對呀，這就是零摩擦的單子，等會就是利用這個特點來移動。我們先利用翻身的方式，將滑單墊到林媽媽的身體下方。（RN 將滑單以鋪床單技巧放在病人身體下方。將林媽媽的膝蓋彎曲，對著林媽

場景	劇情內容
	媽說）等一下我會喊 1、2、3 時就會輕輕推一下，你不要緊張。（將滑單鋪好後）好，林媽媽，來，準備，123（移動）
	・林小姐：阿，看你做好輕鬆哦
	・RN：是很輕鬆你要不要來試試看，這次我們將林媽媽推至左邊
	・林小姐：（點頭）媽媽這次換我試試看，妳不要緊張，我喊 1、2、3，準備。1、2、3（林小姐試著推動病人）。（露出笑容）這好輕鬆、好有趣喔！……媽媽，你有沒有不舒服？
	・林媽媽：沒有（笑笑）！
	・林小姐：謝謝您，護理師，那移（位）好後，單子要拿出來嗎？
	・RN：要喔！
	・林小姐：好，哪要如何拿出來？
	・RN：來，我跟你說，你從下面，將下面的單子抽出來？（RN 將要抽出的單子下層挑出給您小姐），來，你試試看？你就將單子往外抽
	・林小姐：（試著將單子往外抽，整個滑單順勢即離開床鋪）（林小姐笑著說）這真的太神奇了，真的很謝謝你

第四幕：簡易翻身移位法

場景	劇情內容
病房	・林小姐：護理師謝謝你，但如果我只是要將她翻身，想要左、右移動一點點，有更簡便的方法嗎？
	・RN：有阿，就是用剛剛的手套來幫忙

場景	劇情內容
	· 林小姐：阿～怎麼做？
	（用物：護理手套、乾洗手）
	· RN：你看，就是，戴上手套後，我們將手伸進身體的重心區，例如臀部，托住身體，順勢，移到靠我們的這邊。你看，你看，這樣是不是就移過來了。然後一段一段的慢慢移過來
	· 林小姐：看你做很簡單，我也可以嗎？
	· RN：可以喔！剛剛我移動腰臀部，我再把腳也移了，但上半身和頭還在原位。現在換你了，你一手伸過肩膀下面，另一手支托固定頭，心裡默念 123，就移過來。來，123（林小姐順勢將病人頭及肩背移位到靠近自己身體一側）
	· 林小姐：好神奇喔，簡單又輕鬆！
	· RN：是呀！而且這樣林媽媽的身體也不會被磨傷。我們來問一下林媽媽。林媽媽這樣移動，可以嗎？
	· 林媽媽：這樣比較舒服，我也不會被拉的好痛。這樣真的好很多
	（RN 協助林小姐林媽媽側躺）
	· 林小姐：（對著 RN）您真的好厲害，這都是我沒學過的。如果我早點學會，我和我媽媽兩個人都可以比較輕鬆，我也能夠省力的照顧她。真的很感謝。謝謝你指導我，如何善用這些手套和滑單協助我照顧我媽媽
	· RN：不客氣，應該的！（使用乾洗手做手部清潔）
	· 林小姐：謝謝您專業的導，我現在更有信心來照顧我媽媽了

4-3　評量機制與設計

　　VR 虛擬實境教學成效評值，一般可以使用學生閱讀影片的次數與題目填答正確性比例及學習滿意度調查來進行（童，2022）。本教案置放在 VIRTI VR 教案開發平臺，學生的觀看及學習評量成效可由影片播放的 APP 系統資料直接得知，包括學生觀看影片的時間與評量問題填答正確率的後臺學習資料得知。

　　學習滿意度評量，可依據教學目標擬定，進行網路量性問題填答或是開上性問答題的學習滿意度調查。

一、量性回饋

　　評量尺規為 1~5 分，1 分表非常不滿意，5 分表非常滿意。題目如下：

題　目
一、有助於學習翻身移位之摩擦力與剪力之影響及處置注意事項
二、有助於學習翻身移位之零抬舉相關技術操作與注意事項
三、有助於學習翻身移位輔具之使用技術
四、有助於協助癌症骨轉移臥床病人翻身移位之技巧
五、虛擬教學介面很容易且方便操作
六、我滿意此虛擬實境課程內容
七、我滿意此虛擬實境的教學方式

二、質性回饋

　　運用包括 3 題開放性意見回饋，包括請問您在此「輕鬆舒適的翻身移位與減壓」之虛擬實境教學中，獲得最大的學習幫助為何？曾遇到的困難為何？及你如何克服解決？對此教學內容與方式的建議為何？等開放式問題。透過質性資料的提供有助於教師了解到學生的意見，可以用於教案擬定的改進的方向。

兩分鐘試看片
➤ 輕鬆舒適的翻身移位

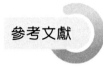

參考文獻

王甄(2022)・*零抬舉照護：對於臺灣照服員長期照護之影響*（未發表的碩士論文）・中山醫學大學。

余民寧(2022)・*教育測驗與評量：成就測驗與教學評量*・心理。

孫宗慧、許淑敏、林碧莉、賈佩芳(2022)・自然照護技術於臥床病人主照顧者知識、技能、態度成效探討・*長期照護雜誌*，*25*(1)，37-53。doi:10.6317/ltc.202212_25(1).0004

許雅媚、馮文心、陳淑賢、許秋敏(2011)・一位腎細胞癌合併骨轉移患者之居家護理經驗・*長庚護理*，*22*(4)，529-537。doi:10.6386/cgn.201112_22(4).0009

國立陽明大學 ICF 暨輔具科技研究中心(2020)・*安全省理好輕鬆轉移位輔具介紹*・衛生福利部社會及家庭署多功能輔具資源整合推廣中心。

陳美妙、毛慧芬、鄭又升、顏意芳、王祖琪(2014)・北市某區域醫院護理人員使用輔具協助病人轉移位現況探討・*醫院雙月刊*，*47*(2)，54-66。

童恆新(2022)・*虛擬實境教案設計手冊：臨床沉浸感知擴增醫護教育元宇宙*・新文京。

舒玉、陳鈺潔、黃天麒(2019)・護理教育未來式—以虛擬實境誘發動機之整合學習模式・*護理雜誌*，*66*(2)，22-28。

葉蕙芳(2021)・虛擬實境在專科護理師臨床技能訓練之應用・*護理雜誌*，*68*(5)，13-17。

福樂多醫療福祉事業（無日期）・*Taica 泰已科護理手套*・https://www.furoto.com.tw/product_d.php?lang=tw&tb=1&id=128

謝旻儕、林語瑄(2017)・虛擬實境與擴增實境在醫護實務與教育之應用・*護理雜誌*，*64*(6)，12-18。

Engkvist, I. L. (2006). Evaluation of an intervention comprising a no lifting policy in Australian hospital. *Applied Ergonomics, 37*(2), 141-148.

Rugs, D., Powell-Cope, G., Campo, M., Darragh, A., Harwood, K., Kuhn, J., & Rockefeller, K. (2020). Affiliations expand. The use of safe patient handling and mobility equipment in rehabilitation. *Work, 66*(1), 31-40.

Vinstrup, J., Jakobsen, M. D., Madeleine, P., & Andersen, L. L. (2020). Physical exposure during patient transfer and risk of back injury & low-back pain: Prospective cohort study. *BMC Musculoskeletal Disorders, 21*(1), 1-8.

Wilson, C. M., & Litterini, A. J. (2021). Safe Patient handling and mobility (pp. 275-291). *Physical activity and rehabilitation in life-threatening illness.* Routledge.

CHAPTER 05

教案二
麻醉環境與流程簡介

作者：黃淑鶴、楊惠如、莊涵琳、夏德霖、甘佩鑫

　　麻醉專科護理師的工作場域大都在封閉的手術室或檢查室內，且其工作內容與他科專科護理師相較，也極具獨特性。因此不論是護理系學生或其他科別之護理師都很難有機會見習或觀摩麻醉專科護理師的實務操作，導致不容易了解麻醉護理專業，甚至進而造成溝通限制。

　　全身麻醉是手術病人常見的麻醉方式之一，也是麻醉專科護理師基本且重要的工作範疇。從一開始全身麻醉前的資料蒐集與備物備藥，病人進入手術室後再次評估，麻醉前的儀器設置和適當擺位方式，協助麻醉醫師給予麻醉藥物誘導病人進入麻醉狀態，順利置放氣管內管，於術中監測病人生命徵象，直到手術結束讓病人從麻醉中甦醒並安全移除氣管內管。麻醉全期醫療與照護極度仰賴麻醉專科護理師的專業、細心和經驗，但礙於工作場域和使用設備與一般病房很不相同，若要單憑想像，很難理解麻醉專科護理師的工作環境以及執業過程。透過 VR 技術輔助的教學能讓學習者在不影響病人安全與隱私的前提下，享有身歷其境的沉浸式學習模式，透過麻醉專科護理師的視角，領略全身麻醉照護過程與麻醉護理的專業角色，增進護理系學生與不同科別護理師對麻醉護理的了解，提升溝通與協作機會。

5-1　教學目的

一、學生能知道麻醉專科護理師常規工作流程

　　虛擬實境教案可模擬真實的手術室環境和相關操作，使學習者能夠身歷其境地體驗全身麻醉程序，有別一般教學影片，更有助於提高學習者對手術室環境和相關操作的理解和熟悉度，增加參與感與投入度，且可同時考量病人安全以及隱私。透過模擬真實的麻醉場景，讓學生能夠在安全的環境中進行全面的學習和實踐。沉浸式探索環景方式允許學生自主探索和互動，增加學習的參與度和身臨其境的感覺。通過虛擬實境技術，學生可以接觸到在真實手術室中難以獲得的經驗，從而更好地理解和應對複雜的麻醉場景。

二、學生能知道麻醉前準備項目

　　虛擬情境學習提供了一個安全的學習環境，學習者可以在虛擬環境中進行操作和練習，不必擔心對真實病人造成潛在風險。這有助於減少學習過程中造成的錯誤和意外事件，並提高學習者的自信心。如果學生有需要，還能不受上課時間限制，隨時再次學習。此外，虛擬實境教案可以幫助學生實現多方面的學習目標。首先，學生可以通過虛擬實境環境中的儀器設備、操作步驟、協作人員和執行步驟流程，提高經驗其技術和操作技能。他們可以學習正確的麻醉藥物使用和劑量調整，掌握氣管插管和插管後醫療照護等關鍵技術。其次，學生可以發展和提升自己的專業決策能力和團隊合作能力。虛擬實境教案

中的情景模擬可以幫助學生在壓力下做出正確的決策，並與其他醫護人員合作配合，提高整體醫療團隊的效能。

三、學生能知道麻醉護理臨床隨行(Clinical Shadowing)的見習重點

可將本課程運用於進階執業護理師簡介課程，使修課學生除了預習上述的麻醉流程以外，VR 學習還能模擬病人的感受和反應，使學習者在理解麻醉醫療與護理內涵之餘，同時培養對病人的同理心和溝通能力。

5-2　教案內容與腳本

1. **演員**：麻醉專科護理師、病人、麻醉醫師、手術室刷手護理師、手術室流動護理師、外科醫師－主刀、外科醫師－助手。

2. **背景情況說明**

于萱是大學護理系四年的學生，他今天早上開始麻醉護理課程的見習活動，涵琳是麻醉專科護理師，他將帶著于萱臨床隨行，讓他見習一位以全身麻醉進行腹腔鏡膽囊切除手術病人的麻醉照護過程。

情境劇情(flow of the story)

第一幕　病人進入手術室前，麻醉專科護理師與護理系見習生著刷手服，在手術室內

場景	劇情內容
手術室	涵琳先查看手術排程與電子病歷，再開始準備用物 **題目**：麻醉專科護理師在麻醉前手術排程與病歷檢視的重點有哪些？
評量一	**題目**：涵琳問于萱：「同學，你知道老師查看手術排程與病歷時，是特別注意哪些會影響麻醉前準備的資料嗎？」（複選題） **選項：** 1. 病人的年紀、術式、麻醉方式 2. 病人的 BMI、病史、胸部 X 光造影、心電圖、生命徵象 3. 病人的手術紀錄、麻醉紀錄、用藥紀錄 （正解 1、2、3，全選正確，接場下景）
手術室	涵琳查閱病歷發現病人（陳芸芸，52 歲女性）身高 160 公分，體重 65 公斤，罹患高血壓一年，沒有手術經驗，但去年做過無痛大腸鏡檢。他開始準備麻醉設備與用物。他開始執行麻醉機查核，並且抽取藥物 **題目**：每天麻醉專科護理師一定要做的麻醉機標準化查核包括哪些項目？ **涵琳**：老師現在開始執行麻醉機每天的例行查核。這臺機器既是呼吸器也是給與吸入性麻醉藥的機器，主要的原理是由中央氣體系統的氧氣與空氣降壓後，依照設定的濃度比例混合，並將麻醉氣體帶入病人的呼吸系統。麻醉機內部有固定的運送管路系統，外部安裝拋棄式管路，連接於病人的人工氣道。為了安全，麻醉機在每天使用前都要進行標準化查核，才能使用於病人身上

場景	劇情內容
評量二	**題目**：涵琳問于萱：依照老師前面的說明，你認為麻醉機必須包括標準化查核依序應該包括哪些項目？（複選題） **選項**： 1. 電源正常與電池儲存電力充足 2. 中央氣體來源壓力在安全範圍 3. 麻醉藥物量充足且給藥功能正常 4. 麻醉機內部管路無漏氣 5. 麻醉機外部管路無漏氣 6. 麻醉機可正常換氣 7. 麻醉廢氣抽吸系統功能正常 （正解 1、2、3、4、5、6、7，全選正確，接場下景）
手術室	涵琳開始準備全身麻醉所需麻醉藥物，並解說：「全身麻醉是以各種藥物使病人以不痛、不動、不知道的過程來度過手術過程，因此老師會準備讓病人快速進入麻醉狀態的藥物 Propofol，以及減輕病人疼痛的 Opioid 類藥物 Fentanyl，還有讓病人保持不動的神經肌肉傳導阻斷劑 Rocuronium。」
評量二	**題目**：涵琳問于萱：全身麻醉有可能會降低病人的血壓與心跳，因此你認為麻醉專科護理師必須熟悉哪幾類急救藥物的藥理學？（複選題） **選項**： 1. 擬交感神經作用藥(Sympathomimetic drug)，例如：Ephedrine、Norepinephrine、Epinephrine 2. 抗膽鹼劑(anticholinergic agent)，例如：Atropine、Glycopyrrolate （正解 1、2，全選正確，接場下景）
手術室	涵琳開始準備全身麻醉所需插管用物，包括喉頭鏡、氣管內管、氣管內管通條、氣囊打氣針筒、固定膠帶

場景	劇情內容
評量三	**題目**：涵琳問于萱：當我們決定準備 7.0 的氣管內管時，指的是氣管內管的內徑還是外徑？尺碼單位是什麼？（複選題） **選項**： 1. 內徑(inner diameter; ID)，但外徑(OD)也會標示在管子上 2. 毫米(millimeters; mm)

第二幕　病人進入手術室後，開始麻醉前

場景	劇情內容
手術室	· **題目**：麻醉前再評估的必要項目有哪些？ · 涵琳查閱同意書，說：「請問您的大名和出生年月日？」 · **陳女士**：「陳芸芸，58 年 12 月 24 日。」 · **涵琳**：「請問您今天要來動什麼手術？」 · **陳女士**：「腹腔鏡把膽囊切掉。」 · **涵琳**：「請問您知道要做哪種麻醉嗎？」 · **陳女士**：「應該是全身麻醉。」 · **涵琳**：「好的，你都知道了，那請問您打針吃藥會過敏嗎？」 · **陳女士**：「沒有發生過。」 · **涵琳**：「請問您最後一次吃東西是什麼時候？最後一次喝水是什麼時候？」 · **陳女士**：「從昨天晚上十一點以後就沒吃東西，也沒喝水了。」 · **涵琳**：「您之前的麻醉有沒有要提醒我們注意的地方？醒來時會不會噁心想吐？」 · **陳女士**：「沒什麼特別的印象，醒來也不會想吐。」 · **涵琳**：「您高血壓幾年了？」

場景	劇情內容
	· 陳女士:「一年。」
	· 涵琳:「您的高血壓是服藥控制嗎?」
	· 陳女士:「是。」
	· 涵琳:「您的血壓平常大約控制在多少?」
	· 陳女士:「高血壓 122 到 130 左右。」
	· **麻醉專科護理師**:「您昨天有吃高血壓藥嗎?」
	· 陳女士:「昨天早上有吃。」
	· 涵琳:「您今天有吃高血壓藥嗎?」
	· 陳女士:「沒有,因為手術要禁食,所以今天早上沒吃藥。」
	· 涵琳:「您還有其他慢性病嗎?」
	· 陳女士:「沒有。」
	· 涵琳:「請您坐起來,說啊～!我檢查一下您的口腔與牙齒,請問有鬆動或感到疼痛的牙齒嗎?」同時檢查口腔與牙齒
	· 陳女士張嘴後,回答:「沒有。」
	· 涵琳確認點滴通暢,放上手架,擺置病人頭枕,開始心電圖、血氧、血壓監測,告訴陳女士:「您的心跳血壓與血氧都正常,呼吸道評估起來也正常。」隨即打電話通知麻醉醫師來手術室一起開始麻醉
評量四	涵琳問于萱:「老師剛剛除了確認病人資料以外,還做了麻醉前身體再評估,你觀察到老師評估了哪些項目?」(複選題) 選項: 1. 手術麻醉經驗與合併症(PONV)再確認 2. 過敏史再確認 3. 禁食時間再確認 4. 呼吸道評估(插管難易度) 5. 牙齒完整與口腔完整性確認 6. 生命徵象評估 (正解 1、2、3、4、5、6,全選正確,接場下景)

場景	劇情內容
解析	麻醉前身體再評估是麻醉專科護理師在麻醉前改變插管用物與藥物準備的重要依據，可減少未預期的困難插管及麻醉誘導中生命徵象危象發生的機率
進階學習	建議您在進入麻醉見習前先找出以下問題的答案 麻醉常見呼吸道評估方法 LEMON criteria 包括哪些指標？

第三幕　麻醉醫師進入手術室，和麻醉專科護理師一起開始麻醉誘導

場景	劇情內容
	· **麻醉醫師**快速查閱病歷後，轉身向陳女士說：「您好，我是麻醉醫師，我們要開始幫您麻醉了。」 · **麻醉醫師**轉向涵琳說：「Fentanyl 150 mcg。」 · **涵琳**將點滴開至全速，複誦：「Fentanyl 150 mcg。」以酒精棉消毒安全推注頭，緩慢推注藥物，同時密切注意生理監視器與病人 · **麻醉醫師**：「2% Xylocaine 20 mg。」 · **涵琳**複誦：「2% Xylocaine 20 mg。」以酒精棉消毒安全推注頭，推注藥物，同時密切注意生理監視器與病人 · **麻醉醫師**：「1% Propofol 120 mg。」 · **涵琳**複誦：「1% Propofol 120 mg。」以酒精棉消毒安全推注頭，推注藥物，並以空針回抽三次輸液，沖淨管路，同時密切注意生理監視器與病人 · **麻醉醫師**：「Esmeron 50 mg。」 · **涵琳**複誦：「Esmeron 50 mg。」以酒精棉消毒安全推注頭，推注藥物，推斷藥物完全推進血管後，關慢點滴，後同時密切注意生理監視器與病人生理狀況變化

場景	劇情內容
	・麻醉醫師開始以面罩扣住病人協助換氣，2 分鐘後對涵琳說：「我們來插管喔。」 ・涵琳：「好，我準備了 7 號口管。」將喉頭鏡打開確定亮到刺眼，遞給麻醉醫師，執行 BURP，撥嘴角，遞送氣管內管 ・涵琳：「有壓到嗎？」 ・麻醉醫師說：「可以，很清楚。」並將氣管內管插入後，點頭，說：「拔。」 ・涵琳拔除氣管內管通條，將氣囊打氣，檢視氣管內管深度，並與麻醉醫師確認，接上麻醉機，打開吸入性麻醉藥，開始以麻醉機幫病人換氣，以膠帶貼上病人眼睛 ・麻醉醫師對涵琳：「她有點不好挑管，謝謝你幫忙把頭墊到合適的高度，也壓得很好。」
評量五	題目：麻醉誘導時靜脈推注給藥應該如何執行？ 選項： 1. 注意聽醫師的口頭醫囑 2. 清楚複誦藥名 3. 清楚複誦劑量 4. 同時密切監測生理監測，注意病人對藥物的反應 （正解 1、2、3、4，全選正確，接場下景）
進階學習	建議您在進入麻醉見習前先找出以下問題的答案： 1. 麻醉常見的協助插管手勢 BURP 包括哪些？ 2. 插管前頭頸應如何擺置？

第四幕

　　麻醉醫師離開手術室，涵琳負責麻醉維持，外科開始手術。涵琳靜脈推注給藥，調整麻醉機的吸入性麻醉藥濃度，完成麻醉紀錄，外科醫師開始手術 20 分鐘後手術結束。

場景	劇情內容
	・**涵琳**抽取藥物（解藥），之後邊做動作，邊跟于萱說：「手術已經完成，傷口以敷料貼好，老師現在把吸入性麻醉藥關掉，氧氣流量開到 6/M，機械性呼吸次數加快，目標是要把病人呼吸系統裡的藥物濃度降低，讓病人的意識恢復。」 ・**涵琳**比著麻醉機的螢幕（該螢幕已模糊，所以不需真的拍螢幕）：「你看吐出來的麻醉藥濃度已經降到 0.2%，神經肌肉阻斷劑的作用時間也已經過了 30 分鐘，病人現在已經開始自己呼吸，潮氣量達到 400 毫升，已經超過體重的 50%，而且呼吸很規律。我們把病人眼睛的保護膠布撕開，檢查她的瞳孔反射，已經恢復正常。」手指著生理監視器：「你看，病人的自主呼吸可以維持穩定的生命徵象。我們現在要幫病人注射神經肌肉阻斷劑解藥，促進他的肌肉力量恢復更完整。」 ・**涵琳**注射解藥後 1 分鐘，涵琳手握麻醉機氣囊，眼看麻醉機螢幕，觀看潮氣量，對陳女士說：「陳女士，手術結束了，你聽得到我的聲音嗎？聽得到請睜開眼睛，很好!請你把舌頭吐出來。很好！請您把頭抬高，很好您已經可以持續抬頭超過五秒鐘，我現在要幫你抽吸氣管內管與口腔的分泌物，會有點不舒服。」 ・**涵琳**完成抽吸氣管內管與口腔分泌物後，跟于萱說：「我們依照醫院的全身麻醉後拔除氣管內管預立特定醫療流程，病人多項指標已經達到拔管標準，現在我要找麻醉醫師，告訴他病人的情況。」

場景	劇情內容
	・涵琳撥手機給醫師：「王醫師，我是涵琳，第五室開 cholecystectomy 的陳女士已經醒了，tidal volume 500，，呼吸次數每分鐘 10 次，可以 obey order 抬頭五秒與吐出舌頭，我在她自主呼吸規律後給解藥，也抽吸過 endotracheal tube 和口腔了。可以拔管了。你正在第七室上麻喔，你要我先自己拔管，好！」 ・涵琳鬆氣管內管氣囊，拔除氣管內管，幫病人扣面罩，看麻醉機螢幕與生理監視器螢幕。對陳女士說：「陳女士，請您慢慢深呼吸，已經幫你拔管了，手術很順利。請放心!傷口會痛嗎？」 ・涵琳對于萱：「病人拔管後，除了潮氣量充足，生命徵象仍然很穩定，還可以很清楚地回答我們的問題。她剛剛還問我們現在幾點，跟我們道謝。麻醉甦醒已經完成。我們現在可以把病人送出手術室，轉到麻醉後恢復室繼續察。」
評量六	題目：麻醉甦醒時，麻醉專科護理師要依照哪些指標評估呼吸狀況？ 選項： 1. 呼吸潮氣量 2. 呼吸規律 3. 意識恢復 4. 可依照指示抬頭超過五秒 5. 生命徵象穩定 6. 意識恢復 （正解 1、2、3、4、5、6，全選正確）

5-3　評量機制與設計

虛擬實境教案在麻醉專科護理師的學習中具有廣泛的應用。除了提供沉浸式的學習體驗和互動性，還可以利用虛擬實境的設計來評估學習成效並進行評價判讀。同時，借助 Virti 後臺分析功能，可以對學生的學習過程和成果進行深入分析。

一、利用 VR 設計以評值學習成效及說明評量之判讀

在虛擬實境教案中，可以設計各種情景和挑戰，用於評估學生的學習成效。例如，設計一個模擬麻醉情境，在其中要求學生根據病人的病情和手術類型，正確選擇和應用相應的麻醉方法和藥物。通過監測學生在虛擬實境中的決策和操作，可以評估他們的技能水準和專業知識。同時，記錄學生在虛擬實境中的反應和行為，可以為評估提供客觀的數據依據。

二、利用 Virti 後臺分析功能分析學生的學習過程與成果

通過分析學生在虛擬實境中的學習過程和成果，可以了解學生的學習進度、難點和優勢，並針對個體或群體的需求進行調整和輔導。Virti 後臺分析功能可以提供學習指標、完成任務的時間、正確率、反應時間等數據，幫助教師更好地理解學生的學習情況，並為個別化指導和反饋提供依據。

5-4　教學成效回饋與討論

一、實際感受沉浸式體驗之學生經驗分享（體驗者的感知與回饋等）

　　學生在使用虛擬實境教案時往往能夠獲得更加身臨其境的學習體驗，由其對於即將畢業之護理系學生，從未踏入麻醉相關領域的實習生們，他們便可以通過虛擬實境環境中的視覺和聽覺刺激感受到手術室的真實氛圍和情境，這使得他們能夠更好地理解和應對實際工作中可能遇到的情況。虛擬實境教案提供了一種安全、實際和生動的學習方式，使他們更加認識應對實際的麻醉工作。

二、操作 VR 設備時的注意事項

　　在使用虛擬實境教案穿戴設備時，需要注意以下幾個方面。首先，他們應該正確佩戴和使用虛擬實境設備，確保設備穩定、舒適，並避免產生不適感，若本身有癲癇以及眩暈症相關病史的人，應斟酌使用。其次，學生應注意環境安全，確保周圍沒有障礙物和危險因素，以避免碰撞或跌倒。此外，學生還應合理安排使用時間，以避免過度使用虛擬實境設備引發眼部疲勞或暈眩等問題。遵循這些注意事項可以確保學生在使用虛擬實境教案時的安全和舒適。

三、實際應用於教學中的互動跟反饋

　　虛擬實境教案的應用可以提供豐富的互動和反饋機制，以促進學生的學習和發展。在教案的過程中，可以適時的有一些小測驗，以檢測該階段學生的學習狀況，學生可以在虛擬實境環境中與場景進行互動，操作設備、處理麻醉情景，並根據自己的決策和行動獲得即時反饋。這種即時反饋有助於學生及時糾正錯誤、改進技能，並提高自己的學習效果。

5-5　　結　論

　　虛擬實境教案作為一種創新的教學方法，對於大學護理系實習生的教育具有重要意義，未來設備普及後，亦可推廣於執業人員之臨床教學。通過模擬真實臨床場景，虛擬實境教學能夠提供沉浸式的學習體驗，促進學生的執行能力和臨床技能的提升。評估機制和教學成效回饋的有效設計，能幫助學生更全面了解自身的能力和潛力，以及找出需改進處。虛擬實境教學在護理教育中的應用前景廣闊，有望為培養優秀的護理專業人才做出積極貢獻。

一、設計教案過程中遇到的狀況及解決方式

　　在設計虛擬實境教案時，可能會遇到一些挑戰和狀況。例如，選擇合適的虛擬實境場景和情境可能是一個挑戰，需要考慮到實際手術室中可能出現的各種情況和複雜性。本教案由臨床專家設計，因此能由實際經驗獲取重要資訊，並將其轉化為

虛擬實境教案的設計元素。此外，要確保虛擬實境教案的場景和操作具有可行性和可重複性，以便學習者能多次練習和加強技能。硬體設備的更新經費或設計替代設備或虛擬畫面，也相當考驗教案設計者的智慧與創意。

二、利用 VR 設計教案對進階護理師能力培養之效益

　　VR 設計的教案未來可以為進階護理師的能力培養提供許多效益。首先，通過虛擬實境中的沉浸式體驗和互動性，學習者可以更深入地理解和體驗實際手術室中的情境和麻醉操作過程。這有助於培養他們的空間感知能力、專注力和快速反應能力。其次，虛擬實境教案可以為學習者提供一個安全的臨床技能學習環境，且學習不受限於時間、地點、場地等因素。讓他們在模擬情境中進行預先學習與反覆練習，提高他們在應對麻醉工作時的臨床技巧。

三、未來於教學或臨床的可應用性探討

　　在教學方面，虛擬實境教案可以提供更加沉浸式、互動性強的學習體驗，為麻醉專科護理師在學習時提供更加趨近真實的環境。隨著虛擬實境技術的不斷發展和普及，教學設備的成本逐漸降低，更多的教育機構和培訓中心將能夠採用虛擬實境教案作為學習工具。虛擬實境教案可提供對麻醉護理有興趣者的安全學習過程，未來可能將在專科護理師的學習歷程占有一席之地。

　　在臨床應用方面，虛擬實境教案的應用將有助於提升麻醉專科護理師的實際操作技能和決策能力。虛擬實境技術可以模擬各種手術場景和臨床情境，讓學習者在虛擬環境中進行手術麻醉實踐操作，提前面對真實的臨床挑戰，可能有助於減少學習者在實際臨床中的錯誤和風險，提高其專業能力和臨床表現。未來，隨著虛擬實境技術的發展和設備普及，虛擬實境教案有望成為麻醉專科護理師養成教育和在職繼續教育的一部分，使學習者更主動掌握學習步調。

兩分鐘試看片
➤ 麻醉環境與流程簡介

參考文獻

童恒新(2021)‧疫情下擁抱革新與創新－虛擬仿真科技在專科護理師教育之應用‧*護理雜誌，68*(5)，7-12。

Cant, R. P., & Cooper, S. J. (2017). Use of simulation-based learning in undergraduate nurse education：An umbrella systematic review. *Nurse Education Today*, 49, 63-71.

Chan, L., Tan, J., & Jang, H. (2019). Exploring the potential of virtual reality simulation training for anesthesia education. *Korean Journal of Anesthesiology, 72*(6), 541-549.

Chang, Y. M., & Lai, C. L. (2021). Exploring the experiences of nursing students in using immersive virtual reality to learn nursing skills. *Nurse Education Today, 97*, 104670.

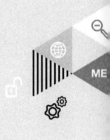

教案三
溫暖的守護者 居家護理照護

作者：童恒新、陳芃橋、沈淑芬、徐清樺

6-1　教學目的

　　全球正面臨人口快速老化之人口變遷，臺灣於 1993 年成為高齡化社會，2018 年已正式進入高齡社會，隨之而來的失能長期居家照護的需求也逐年增加。失能、失智者伴隨行動不便、無法外出就醫的個案，更需要醫療團隊進入家庭協助醫療照顧，使個案及家屬都可以安心地在家照顧與休養，而團隊當中進階居家護理人員更是不可或缺的專業角色。

　　為激發學員學習興趣，提高學習動機，進而提升教學品質與成效，運用沉浸式與探索環景的虛擬實境(virtual reality, VR)教學模式於居家照護環境中，使學員有身歷其境的感受，進而體驗到居家醫療照護環境與急性照護的醫院環境的不同。在不同的照護環境中，學習到運用評估與檢查等相關技巧，收集必要資料，進行推理判斷個案狀況，依據個案及家屬的需求，適時給予個別性的照護與指導，展現出進階護理師的專業能力。

　　期望學員透過本教案學習能達到以下目標：一、能以護理專業知識進行病史詢問、焦點式身體檢查評估與診斷性篩檢；二、綜合病史及評估結果，運用臨床推理與批判性思考進行鑑別診斷；三、能根據病人的健康問題及健康需求，提供適當的照護與相關衛教。

　　透過本教案的學習，使學員可以一窺居家照護的基本樣貌，減輕護理師由急性照護端轉銜至居家照護的執業壓力，順利進入長照領域；針對居家護理師而言，本教案提供了進階在職教育的功能，經由本教案的學習，了解焦點式檢查與評估技巧，診斷推理的思辨能力，進而形成適合個案及其家庭的個別化照護模式，減輕工作的困難度，提供個案與其家庭及整體社區優質的醫療照護品質。

6-2　教案內容與腳本

一、教案時間

　　約 20 分鐘。

二、教學對象

　　進階居家護理師。

三、教案腳本

　　王女士，70 歲，可用國臺語溝通。一個月前腦中風後右側乏力多臥床需旁人協助日常生活照顧。此次一週前出院返家後近日食慾下降、頻繁咳嗽、體溫 37.8 度，家屬請求居家護理師協助。

> 情境劇情(flow of the story)

第一幕

重點：收集病史、進行焦點式身體檢查評估與診斷性篩檢，並運用批判性思考與臨床推理技巧，進行鑑別診斷。

N：護理師；F 個案家屬；P：個案

場　景	大　綱
於個案家中，王女士躺臥於床上。居家護理師進行訪視病史詢問	N：王女士你好，好久不見，聽說你昨天有一點發燒，我來看看你
	F：您好，請進
	N：王女士發燒是從什麼時候開始？最高燒到幾度？有吃退燒藥嗎？我先幫你量一下生命徵象喔
	F：他從昨天開始體溫偏高，大概 37.5℃左右，沒有吃退燒藥
	N：現在體溫 37.8℃、脈搏 94 次／分，呼吸 20 次／分，血壓 130/64 mmHg，還是有發燒情形。你有出現咳嗽、流鼻水或腹痛、腹瀉、噁心嘔吐的症狀嗎？
	F：他沒有流鼻水或肚子痛，但他出院回家後，有時候吃東西容易嗆到、咳嗽，這兩天痰也變多了，也不太想吃東西
	N：吃東西嗆到後有嘔吐嗎？
	F：沒有，我發現他一直咳嗽就先讓他休息
	N：痰的顏色？性質是稀的還是濃稠狀的痰？
	F：是黃色，濃稠狀的痰
	N：你會覺得呼吸喘或呼吸困難的情形嗎？

場　景	大　綱
	P：（搖頭）沒有
	N：最近有出去旅遊嗎？
	F：沒有
	N：最近接觸的人有沒有像你一樣發燒咳嗽的？
	P：我女兒前幾天因流感發燒、喉嚨痛，不過已經好了
	N：有虛弱、頭痛、意識改變或跌倒嗎？
	F：我覺得他最近比較容易累，想睡午覺
	N：最近有吞嚥困難或用餐時間延長、近期體重有下降嗎？
	F：我覺得最近他吃飯的反應和速度都比較慢，食慾變差了
	N：體重有下降嗎？
	P：跟之前差不多，大概 55 公斤
	N：有胸悶、胸痛、心悸嗎？
	P：沒有
	N：尿液狀況呢？最近有少尿、頻尿、尿液混濁、解尿疼痛或困難嗎？
	F：沒有
	N：王女士先前有壓傷傷口，除此之外最近還有其他外傷傷口嗎？
	F：沒有其他傷口，但壓傷傷口一直都還沒有好
身體檢查與評估	**視診**
	頭頸部 N：口腔黏膜完整，沒有破損 **胸部** N：胸廓對稱，胸腹部看起來沒有傷口或或瘀血；呼吸平順

場　景	大　綱
	觸診
	頭頸部 N：氣管位置正中，沒有偏移；淋巴結無壓痛腫大 **胸部** N：我摸一下你的胸前喔，前胸無壓痛或腫塊。 　　我檢查一下你的後胸喔，（檢查呼吸離軌度） 　　胸廓擴張對稱 **心臟** N：檢查心尖搏動
	叩診
	胸部 N：現在幫你叩診胸部（叩診右下肺葉為濁音）
	聽診
	胸部與心臟 N：我幫你聽一下心音和呼吸音（聽診右下肺葉 　　為 crackles 濕囉音）
傷口評估及傷口換藥	N：我評估一下傷口狀況 N：（撕開覆蓋傷口的紗布）觀察紗布上分泌物 　　的性質、顏色、量、味道）。取出填塞的紗 　　布，測量淺型傷口大小範圍及深度，並做記 　　號；評估傷口有無紅腫熱痛、化膿等發炎現 　　象（插入：壓傷換藥影片） N：以生理食鹽水棉棒由內往外清潔傷口，範圍 　　至傷口外圍 5 公分，再以優點由內往外環型 　　消毒，鋪設無菌洞巾，使用生理食鹽水濕 　　沙，並以無菌技術填塞入紗布。可能會有一 　　點痛喔，我的動作會盡量輕柔一點 P：還好，還可以 N：取乾紗布蓋上傷口，並以紙膠固定

場　景	大　綱
吞嚥困難評估	N：因剛你有提到最近容易嗆咳、咳嗽情形，我現在幫你做一些關於吞嚥方面的評估。等一下會請你做吞口水、說話及喝水的動作，如果你有任何不舒服都請告訴我喔
	P：好
	N：（協助採坐姿）請你咳嗽或清喉嚨（示範後請個案執行）
	P：（清喉嚨，無嗆咳）
	N：請你吞嚥口水，然後說「啊」。（評估個案吞嚥口水後，其聲音有無嘶啞，說話中有無被口水嗆到）
	P：（吞嚥口水）啊
	N：好，沒有流口水或被口水嗆到的情形。接下來請你張嘴，我評估一下你的口腔清潔狀況
	P：（個案張嘴）
	N：檢查口腔有異味、菜渣及痰塊），我先幫妳進行口腔清潔喔（指導家屬口腔清潔方式）。接下來我們要做飲水吞嚥測驗。我會給你 5 c.c. 的水，請你吞下去之前和之後說「啊」（給予個案喝 5 ml／次，重複 3 次，吞嚥前後說「啊」，觀察吞嚥能力、有無不自主咳嗽／嗆咳、有無流口水、有無聲音改變）
	N：（繼續觀察個案喝一杯水）　好，剛剛的測試是正常的，那現在請你喝約 50 c.c.的水，一樣在吞下去之前和之後說「啊」，讓我評估你有沒有吞嚥困難的情形
	P：（喝到一半有嗆咳情形）
	N：（停止試驗）　我們先暫停測驗(Wilkinson et al., 2021)

第二幕

　　重點：根據病人可能的鑑別診斷，給予適當的照護建議與衛教。

N：護理師；F 個案家屬；P：個案

場　景	大　綱
專科護理師根據病人狀況進行鑑別診斷	N：剛王女士在執行喝水試驗時有明顯嗆咳，以及發燒、咳嗽、黃痰，再加上身體檢查結果，我評估可能有吞嚥困難和肺炎情形；另外，評估有壓傷傷口，我建議你若狀況持續或是惡化需要帶王女士到醫院做進一步檢查 P：這麼嚴重喔 N：建議到醫院抽血、照胸部 X 光、做痰液和壓傷傷口照護。現在是流感高峰期加上女兒之前有感冒症狀，也建議做流感快篩（臺灣胸腔暨重症加護醫學會，2018）
針對病人狀況給予適切衛教	F：那我們在照顧上還有要注意什麼嗎？ N：壓傷傷口照護的部分，最重要的是要每兩小時協助翻身，雙膝之間置放枕頭勿重疊，避免受壓。在骨突處（如足跟、骶尾部）可以使用預防性敷料如：矽膠泡棉敷料保護。也要保持皮膚清潔乾燥，但不要按摩或劇烈擦拭有壓力性損傷風險的皮膚。另外，營養的攝取也非常重要，但這與吞嚥功能有很大的關係 (Munoz et al., 2020; Ratliff & Droste, 2017) N：吞嚥的部分，我們可以按摩臉頰內側、外側及牙齦肌肉處或做口腔運動，訓練臉部肌肉改善吞嚥功能；在食物質地的選擇上，可以加入食物增稠劑，將流質食物改為濃稠的性質；用餐時保持正確坐姿，一次不要餵食太

場　景	大　綱
	大口，給予充分的時間進食，避免嗆咳；用餐後加強口腔清潔，避免將細菌帶入體內，造成吸入性肺炎；若有嗆咳情形，先讓病人彎腰咳嗽，改善後休息片刻再開始進食(Chen et al., 2021; Khadka et al., 2021) F：我了解了，謝謝護理師，我等一下先帶爸爸到醫院檢查

四、教案設計構想與專家內容效度檢驗

　　本教案的內容參照了長期照顧 2.0 的照顧問題清單中與專業服務有相關的項目，並依據居家護理師在居家照顧中常遇見的實務問題而設計。常見的居家照護服務對象包含：（一）病人只能維持有限之自我照顧能力，即清醒時間超過百分之五十以上活動限制在床上或椅子上；（二）有明確之醫療與護理服務項目需要服務者；（三）病情穩定能在家中進行醫護措施者。因此可見居家護理服務的對象大多為高齡長者及多重慢性病的失能者。而感染、傷口照護是居家照護常見且重要的議題。依據統計資料顯示，常見居家感染原因包含了泌尿道感染、皮膚感染、呼吸道感染及腸胃道感染等，而感染常是居家個案住院的主要原因（馮等，2019），感染對高齡長者生命威脅性與健康的影響極大，居家護理師需要更加仔細並謹慎的面對這些居家被照顧者，然而此類個案的感染臨床表現通常非典型的表現，如：食慾減退、意識程度改變、嗜睡、日常生活型態改變、活動減少或是出現大小便失禁等狀況，需要主要照顧者一同用心照顧，居家護理師需具備有敏銳的觀察技巧進行詳

細的病史詢問及焦點式的身體檢查與評估，歸納整理所獲得的資訊，進行鑑別診斷，盡早察覺個案異常的狀況及嚴重程度，進一步提供治療照護指導與建議。

本教案設計完成後，採用內容效度(content validity)進行教案效度檢測，邀請臨床經驗豐富的三位專家，依據教案內容重要性、語意簡明性與適當性進行評分。評分範圍為 1~4 分，1 分表示完全不正確或完全不適當，應予刪除；2 分表示不正確不適當，可予保留但須大幅修正；3 分表示正確或適當，題目保留但需稍作修改；4 分表示非常正確或非常適當。經專家審查後，以 I-CVI (Item-level CVI)（項目內容效度指標），評估給予 3 分以上的專家人數所占的比例即為該項目的 I-CVI 值，而 I-CVI 值高於 0.78 表示內容效度良好(Polit et al., 2007)。本教案每項內容於重要性、語意簡明性與適當性，專家皆給予 3~4 分，I-CVI 值為 1，顯示內容效度佳。

6-3　評量機制與設計

本教案的教學成效評值可分為三個部分，包含選擇式知識評量、居家照護信心程度以及學習後滿意度。

1. **選擇式知識評量**：於學習前及 VR 教案情境中，根據教學目標穿插相關測驗評量，使學生在觀看每一幕影片後，能應用批判思考，進行臨床推理或做出相應的護理決策。測驗內容包含鑑別診斷、傷口照護、吞嚥困難照護，評估學生相關知識程度。透過 Virti 平臺可分析每位學習者觀看總時間、測驗分數、每

題作答狀況，亦可綜觀所有學習者，分析每題答題正確率、作答分布，分析學生學習成果，提供教師教學參考。

2. **居家照護信心程度**：以作者自擬之居家照護信心問卷，評估學生學習後對於應對居家個案的病情變化、執行臨床診斷與推理的能力、臨床決策的能力執行身體檢查與評估、吞嚥評估、傷口評估以及進行傷口照護、吞嚥照護、肺炎照護、提供促進居家個案安全以及是否能勝任進階居家護理師工作的信心程度。此問卷採用 5 分制 Likert scale，從 1~5 分，1 分為非常不同意，5 分為非常同意。於教案後測時，學生對於整體照護信心平均得分為 4~4.7 分，其中最佳為對居家個案執行傷口評估有信心（表 6-1）。

表 6-1　照護整體信心程度

題號	題　目	平均得分
1	我對於應對居家個案的病情變化感到有信心	4.1
2	我對於執行臨床診斷與推理的能力感到有信心	4.2
3	我有信心對居家個案執行身體檢查與評估	4.3
4	我有信心對居家個案執行吞嚥評估	4.5
5	我有信心對居家個案執行傷口評估	4.7
6	我有信心對居家個案進行傷口照護與衛教指導	4.6
7	我有信心對居家個案進行吞嚥照護與衛教指導	4.3
8	我有信心對居家個案進行肺炎相關照護與衛教指導	4.4
9	我有信心提供促進居家個案安全的照護措施	4.7
10	我對於臨床決策的能力感到自信	4.1
11	我對於勝任進階居家護理師(APN)的工作有信心	4

3. **學習後滿意度**：於觀看教案後進行學習後滿意度評量。此問
   卷亦採用 5 分制 Likert scale，從 1~5 分表非常不同意至非常
   同意。評估包含可接受性、適當性、可行性、採用性以及整
   體學習效果。在學習滿意度的五個面向平均得分達 4.1 分以
   上。整體而言，學生對於採用 VR 教學的接受度高，認為教
   案內容對其有所幫助且可提升學習成效（表 6-2）。

表 6-2　學習滿意度

題號	題　目	平均得分
1	我對此 VR 教案的整體體驗感到滿意（可接受性）	4.3
2	我認為此 VR 教案對我很有幫助（適當性）	4.6
3	我發現透過 VR 來學習是一件容易的事（可行性）	4.1
4	我願意繼續使用 VR 來學習（採用性）	4.5
5	相較於傳統教學，我認為運用 VR 學習此案例能提升整體學習成效（整體性）	4.5

6-4　　教學成效回饋與討論

　　本教案學習重點在於學習者能否從病史收集及相關評估
中，發現病人腦中風後容易嗆咳，進而進行初步吞嚥困難篩
檢，近一步推論病人可能是因吞嚥困難造成嗆咳、吸入性肺
炎；從群聚史(Cluster)中推論病人可能有流感併發肺炎之風
險；再者因壓傷傷口有發紅、化膿等發炎現象，推論可能有皮
膚及軟組織感染情形。另外居家照護患者其平日主要照顧者通
常為家屬或看護，因此本幕教案學習重點除依據鑑別診斷給予
照護建議外，更需展現關懷與同理，站在病人及家屬的角度，

針對個案的需求，以淺顯易懂的方式進行衛教，幫助病患及家屬面對及解決問題。

實際感受沉浸式體驗之學生多數表示用實體拍攝的方式，可以幫助學生更融入居家環境，使其彷彿親臨現場，與居家護理師一起照護病人，增加臨場感與想像力；壓瘡照護的部分以實際病人壓傷傷口進行教學，跳脫傳統紙本或模型示範教學方式的侷限，令學生印象深刻。在科技蓬勃發展的時代，本虛擬實境教案相較於坊間的模擬動畫，既可展現虛擬科技所帶來的沉浸感體驗，展現創新多元教學方式，亦可以讓學生體驗到以人為本的溫度及居家護理照護獨有的溫暖。

再者，因為居家照護環境和一般臨床環境差異很大，病人的需求以及評估重點、互動方式也和住院病患不同，學生在學習階段能夠實際在居家場域中學習的機會相對有限。因此，應用虛擬實境的方式，可以補足平時較少接觸居家個案的缺陷。學生也回饋到，應用虛擬實境可以反覆觀看教案，在安全、無威脅的環境中掌握臨床技能，也可以反覆思考個案狀況、訓練臨床推理能力。

然而，因本教案內容包含一系列的病史詢問、身體評估、鑑別診斷、照護與衛教，內容涵蓋面向較廣，若能搭配課前預習或課後反思、查找相關文獻，可以幫助提升整體學習成效。

6-5　結 論

　　教案發想乃根據現實臨床情境進行調整與簡化，以聚焦並符合特定教學目標。本教案由居家專科護理師及臨床指導專科護理師組成團隊共同撰寫，在開發初期投入大量時間與精力，反覆確認教學目的、教案內容、情境設定、互動元件、因果關係與邏輯順序等細節，確保教案能夠有效傳達進階護理師所需具備的能力及知識。由於團隊成員平日皆有教學及臨床業務，故使用線上視訊討論方式，每週針對教案進行討論與調整。當教案設計完成開始籌備拍攝，為使過程順利，需先確認分鏡表以及鏡頭位置，而演員找尋與訓練也是困境之一，因此邀請有 VR 教案拍攝經驗之攝影團隊協作，並在拍攝現場引導演員並提供即時指導。

　　VR 雖能提供學員身歷其境的學習感受，但無法模擬嗅覺、觸覺及手感等感官訊息，因此本教案身體評估及傷口換藥的部分，僅以影片中之進階護理師操作並口述處理。儘管如此，透過觀摩影片內的技術執行過程，仍能提供學員在安全的環境下反覆觀看、思考與練習，達到建立正確觀念以及幫助視覺記憶的效果。

　　模擬教學(simulation)是一種「以學生為中心」的教學方式，透過場景設定和情境變化，讓學員遭遇問題並解決問題，因此模擬教學是護理教育的關鍵要素，透過模擬教學可以幫助學生在學理知識與實務情境上有所連結，達到學以致用的目的。隨著科技日新月異，以模擬教學為基礎的虛擬實境(VR)教

學逐漸使用於護理教育，受到新冠肺炎疫情影響，護理學生不論是接受課室教育或臨床實習，都產生一定程度的困境，而VR 導入於護理教育彌補了上述不足，VR 提供體驗式學習的機會，現今美國約有 65%的護理學校將 VR 以各種形式運用於教學中(Wolters Kluswer, 2023)。本教案之照護情境以居家照護為核心，強化進階護理師於長照領域之知能，有助於降低其由急性醫療轉銜至長照居家系統的執業壓力。VR 是藉由電腦運算技術建構互動式 3D 立體世界，透過空間建立讓使用者產生沉浸感，由於 VR 具備互動性，容許學員在安全學習環境中反覆操作練習；崁入的知識內容與問答物件可作為學生在抽象知識與真實醫療情境的連接方式(Chen et al., 2020; Wu et al., 2022)。本教案透過學習目標說明、任務提示、互動元件，及測驗題目等，架構學員在教案內的學習重點，並透過 VR 產生的娛樂性元素提升學習動機。

　　有別於護理師的業務性質，是在醫師指示下給予藥物、執行護理相關照護與病人衛教，進階護理師的業務範疇更具獨立性且需有獨立思考的決策能力。進階護理師可以專供特定領域，服務範圍涵蓋急慢性醫療、社區、甚至偏鄉，由於進階護理師擁有較高的自主權與專業知識，其被賦予的責任包含：診斷與治療疾病、開立處方藥物、安排檢查，並提供初級與專科醫療照護。護理師在成為進階護理師的道路上，除了參與進階培訓課程，更需要擁有多元實務情境的經驗與反思。然而，臨床實務經驗並非一蹴可及，不僅需要時間的累積，過程中如發生失誤亦可能造成學員失去信心或無可挽回的後果，這些現象

不論是教育提供者、學員、或病人及家屬都不樂見的。而本教案透過虛擬實境方式，讓學員認識與熟悉接觸居家個案的常見健康問題，以弭平實務經驗之不足。

　　VR 的導入可以透過虛擬實境帶給學員身歷其境的感受，進而能在一個逼真、受控制且安全的情境中學習(Dawley & Dede, 2014, National Task force on NP education, 2016)，也因此 VR 教案在進階護理師的培育中，扮演了重要角色。事實上，設計良好的 VR 教案，可引導進階護理師學習臨床情境所需之技能，如：時間管理、優先順序之排定，並能主動了解治療指引以更新臨床知識。接受培訓之進階護理師在 VR 學習後指出，情境教學有助於強化臨床中多任務(multitasking)的處理能力與即時決策技能，也能幫助學員建立系統性病史詢問、身體評估等技巧，以及跨專業團隊之溝通協調能力(Pal et al., 2022)。另一方面，為了確保學員確實吸收到教案設定的學習目標，反饋(debriefing)是模擬教學中不可或缺的一環。好的反饋機制包含三個要素：影帶回放、GAS 模式、參考資料佐證，其中 GAS 模式乃透過資訊收集(gather)、原因分析(analyze)及結論重點(summary)的過程，解構學員的所有動作並透過引導學員自己思考的方式，尋找問題並提出解決方法（黃，2018）。因此使用本教案時，如能搭配課前預習與課後反思，將有助於提升學習成效與臨床評估能力。

　　隨著超高齡社會來臨，居家護理師的角色更顯重要。有別於急性醫療能提供即時且資源豐富的支援系統，居家照護更仰

賴居家護理師的經驗、鑑別診斷能力及溝通技巧，由於接受居家照護的對象多為高齡長者合併多重慢性疾病，且有不同程度的失能情形，居家護理師必須更謹慎且全面性的面對這些受居家照顧者。本教案包含病史收集與身體評估技巧、疾病與異常生理表現的連結、肺炎照護，以及傷口評估等居家照護個案常見住院原因之情況，促使學員結合專業知識與臨床操作技能，進行更有效率的資料收集、客製化的衛教內容，與傷口處理能力。因此在教學層面提供了理論與實務的連結，而臨床層面亦能營造安全、可被觀察與深度討論反思的練習。

6-6　　Virti 使用說明

　　首先，一進入本教案後會有一個資訊欄，提供簡短的案例說明，介紹本教案的情境、學習目標及學習者的重點任務提示（圖 6-1）。接著護理師會進入病人家中進行訪視、評估個案狀況，學習者需針對病史收集內容，思考進一步須執行那些評估與檢查。評估檢查包含焦點式身體檢查評估、傷口評估並以 2D 影片進行換藥實例操作（圖 6-2）、吞嚥困難評估三部分，最後則依據評估內容，進行鑑別診斷與衛教指導。過程中穿插、測驗題目（圖 6-3）、互動元件，如：利用資訊欄，提供重點資訊（圖 6-4）；於焦點式身體檢查評估，於肺部聽診時，學習者可點選病人胸腔呼吸音的圖示撥放呼吸音（圖 6-5），增加互動性、提升學習效果。

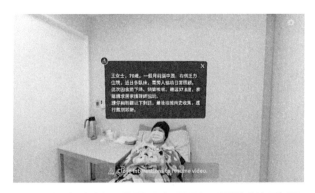

圖 6-1　教案案例、學習目標說明、學習者任務提示

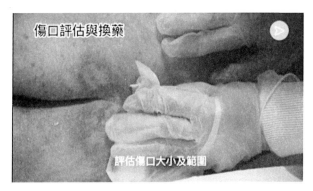

圖 6-2　以實際案例示範傷口評估、潛行傷口深度測量與換藥

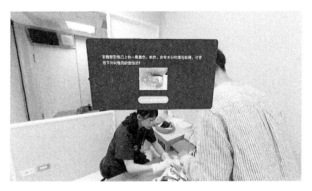

圖 6-3　穿插於 VR 教案中的測驗題目示例

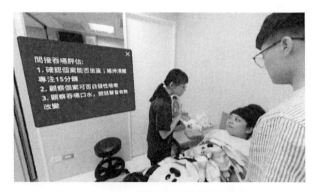

圖 6-4　以資訊欄提供教學重點提示

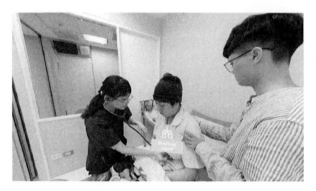

圖 6-5　互動元件示例

 　兩分鐘試看片

➤ 溫暖的守護者－居家

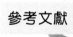

參考文獻

臺灣胸腔暨重症加護醫學會(2018)・*2018 臺灣肺炎診治指引*。https://pneumonia.idtaiwanguideline.org/

馮明珠、江秀珠、李依鴻、徐逸民、洪靖慈、李育珮、陳麗娟、陳瑛瑛、吳宛靜、陳郁慧、林均穗、楊宛萍(2019)・*感染預防控制照護及指導*。https://www.mohw.gov.tw/dl-58250-3ab0990a-7bbe-40ca-8a6b-a89fba97896b.html

黃昭硯(2018)・解構反饋(debriefing)：模擬醫學教育成功的最關鍵步驟・*臺灣醫學教育學會電子報*，15。

Chen, F. Q., Leng, Y. F., Ge, J. F., Wang, D. W., Li, C., Chen, B., & Sun, Z. L. (2020). Effectiveness of Virtual Reality in Nursing Education：Meta-Analysis. *Journal of Medical Internet Research, 22*(9), e18290. https://doi.org/10.2196/18290

Chen, S., Kent, B., & Cui, Y. (2021). Interventions to prevent aspiration in older adults with dysphagia living in nursing homes：a scoping review. *BMC geriatrics, 21*(1), 429. https://doi-org.autorpa.ndmctsgh.edu.tw/10.1186/s12877-021-02366-9

Dawley, L., & Dede, C. (2014). Situated Learning in Virtual Worlds and Immersive Simulations. In J. M. Spector, M. D. Merrill, J. Elen, & M. J. Bishop (Eds.), *Handbook of Research on Educational Communications and Technology* (pp. 723-734). Springer New York. https://doi.org/10.1007/978-1-4616-3185-5_58

Khadka, S., Khan, S., King, A., Goldberg, L. R., Crocombe, L., & Bettiol, S. (2021). Poor oral hygiene, oral microorganisms and aspiration pneumonia risk in older people in residential aged care: A systematic review. *Age and ageing, 50*(1), 81-87. https://doi.org/10.1093/ageing/afaa102

Munoz, N., Posthauer, M. E., Cereda, E., Schols, J. M., & Haesler, E. (2020). The role of nutrition for pressure injury prevention and healing: The 2019 international clinical practice guideline recommendations. *Advances in skin & wound care, 33*(3), 123-136. https://doi.org/10.1097/01.ASW.0000 653144.90739.ad

National Task Force on Quality Nurse Practitioner Education. (2016). *Criteria for evaluation of nurse practitioner programs: A report of the national task force on quality nurse practitioner education.* https://cdn.ymaws. com/www.nonpf.org/resource/resmgr/Docs/EvalCriteria2016Final.pdf

Pal, A. D., Bowler, F., Makic, M. B. F., & Estes, K. R. (2022). Virtual simulation for advanced practice registered nurse students: Adapting to shortage of clinicals. *The Journal for Nurse Practitioners, 18*(5), 563-568. https://doi.org/10.1016/j.nurpra.2022.02.005

Polit, D. F., Beck, C. T., & Owen, S. V. (2007). Is the CVI an acceptable indicator of content validity？Appraisal and recommendations. *Research in Nursing & Health, 30*(4), 459-467. https://doi.org/10.1002/nur.20199 Ratliff, C. R., & Droste, L. R. (2017). WOCN 2016 Guideline for Prevention and Management of Pressure Injuries (Ulcers): An Executive Summary. *Journal of Wound, Ostomy and Continence Nursing, 44*(3), 241-246. https://doi.org/10.1097/won.0000000000000321

Wilkinson, J. M., Codipilly, D. C., & Wilfahrt, R. P. (2021). Dysphagia: Evaluation and collaborative management. *American family physician, 103*(2), 97-106.

Wolters Kluswer. (2023, April 05). *Why the time is now for virtual reality in nursing education.* https://www.wolterskluwer.com/en/expert-insights/why-the-time-is-now-for-virtual-reality-in-nursing-education

Wu, M. L., Chao, L. F., Hung, Y. T., & Wu, C. L. (2022). Opportunities and challenges of the application of virtual reality in nursing education: A qualitative research approach. *Chang Gung Journal of Sciences, 36*, 33-46. https://doi.org/10.6192/CGUST.202206_(36).4

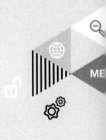

CHAPTER 07

教案四　思覺失調症病人的問題與處置

作者：楊秋月、江逸萱

穿越幻聽的迷霧：思覺失調症的初步探索

　　在一個遙遠的國度裡，有一位名叫亞當的年輕人，他生活在一個平凡而安靜的村莊中。然而，亞當與眾不同，他的內心深處常常有一個名叫阿波羅的聲音，這個聲音對他嘲笑、指責，使他的生活變得充滿困擾。阿波羅是一個狡猾且惡毒的精靈，他的聲音總是在亞當壓力大的時刻出現，用嘲笑和諷刺的話語打擊著亞當。這種情況使得亞當時常感到疲憊不堪，心情受到影響。

　　在一個風雨交加的夜晚，亞當決定要找出他能聽見阿波羅的原因。他希望能夠找到一種方法，讓自己可以像其他人一樣，不再受到這些聲音的困擾。於是，他踏上了一段尋找答案的旅程，這段旅程帶領他進入了一個未知而神祕的世界。在這個世界中，亞當遇到了許多奇特的問題和挑戰。他遇到了一位神祕的老者，老者告訴他，他所聽到的聲音其實是由他自己的大腦創造出來的，這種病症被稱為「幻聽」，是思覺失調症常有的症狀。這個消息使亞當感到震驚且惶恐。他被困在自己的想法中，無法掙脫。然而，他並未放棄，他決定要接受這個事實，並找出一種方法來面對他的病症。

　　亞當的旅程充滿了困難與挑戰。他經歷了許多的痛苦和絕望，但他仍然堅持下去。他開始接受治療，並學習如何與阿波羅的聲音抗爭。他學會了如何分辨阿波羅的聲音與現實的聲音，並學會了如何在阿波羅的嘲笑與現實的困境之間找到一種平衡點。然而，阿波羅並不打算輕易放過亞當。他用更加激烈的言語攻擊亞當，使亞當的生活變得更加痛苦。阿波羅的聲音變得更加清晰，更加嘲諷，更加毀滅性。他不斷地在亞當的耳邊嘲笑他，責怪他，指責他，亞當感到絕望，他覺得自己無法再承受這種痛苦。

　　然而，就在他即將放棄的時候，他遇到了一個陌生人。這個陌生人對他說：「你並不孤單，有很多人都和你一樣，他們也在與自己的阿波羅戰鬥。你要相信，只要你有足夠的毅力，你一定能夠戰勝他。」這個陌生人的話使亞當產生了新的希望。他開始重新振作，並再次與阿波羅進行抗爭。他堅信，只要他有足夠的毅力，他一定能夠戰勝阿波羅。

　　終於，經過了漫長而艱難的旅程，亞當終於找到了一種方法來控制他的病症。他學會了如何與阿波羅的聲音抗爭，並找到了一種方法來將阿波羅的聲音轉化為一種力量，而不是一種困擾。在這個過程中，亞當體驗了痛苦、困擾、絕望，但也體驗了希望、勇氣與毅力。他的故事告訴我們，即使面對最黑暗的困境，只要有足夠的毅力與勇氣，我們都能找到通往光明的道路。

　　在本教案中，我們將運用虛擬實境（Virtual Reality，以下簡稱 VR）技術，為學生創造一個能夠更深入理解與實際操作對於護理臨床照護思覺失調症病人的學習平臺。VR 的獨特性使我們能夠建構一個高度逼真的護理環境，讓學生在安全的情境中進行操作，並獲得即時的反饋與評價。通過此教案，我們期望能讓學生認識思覺失調症病人的疾病症狀與照護需求，並提高他們對於思覺失調症病人之護理照護的理解與技能。

　　本教案主要強調 VR 在思覺失調症幻聽護理照護的運用。研究證實，將認知行為療法（Cognitive-Behavioral Therapy，以下簡稱 CBT）與虛擬實境輔助療法（Virtual Reality-assisted Therapy，以下簡稱 VRT）結合，可以改善思覺失調症病人的幻聽困擾(Dellazizzo et al., 2021)。此外，VR 被認為有助於提

高護理學生對精神健康護理的投入和學習動機，並被視為有效的臨床訓練替代方式(Lee et al., 2020)。透過 VR，我們可以創造一個視覺、聽覺等多重感官皆能投入的全方位學習環境。這種環境能讓學生親身體驗到思覺失調症病人的經歷，進而理解他們的困擾與需求，並在此過程中提升他們的護理照護技能。這樣的體驗將有助於提升學生的同理心，讓他們能夠更用心地照顧病人，並降低對思覺失調症的偏見與歧視。

7-1　教學目的

1. **運用 VR 提升學生對思覺失調症病人護理照護的有效性學習**：本教案以思覺失調症病人的幻聽症狀問題為護理照護核心，藉由 VR 的沉浸式學習環境，學生得以置身於臨床實際狀況的體驗中，從而提升其照護病人時的同理心與臨床評估與批判性思考的能力。

2. **運用 VR 設定與評值學生應達成的學習目標**：本教案設定了以下的學習目標：

   (1) 學生能了解護理師如何有效評估思覺失調症病人的幻聽症狀。

   (2) 學生能了解護理師如何與思覺失調症病人共同探討幻聽容易發生的時機並教導因應對策。

   (3) 學生能了解護理師如何協助思覺失調症病人運用適當的幻聽管理策略以改善幻聽困擾的狀況。

3. **運用 VR 提升進階護理師對思覺失調症病人的專業照護能力**：透過 VR，我們可以創建一個與現實臨床環境相仿的學習場景，使學生能在模擬環境中進行學習與操作。此學習模式不只讓學生在進入實際臨床環境前就能對病人的情況有所了解，同時也提供他們一個安全的學習空間，讓他們結合實證護理的運用，嘗試不同的護理照護策略並理解其效果，進一步提升他們的臨床護理能力。

7-2　教案內容與腳本

　　幻聽(Auditory Hallucinations)是一種在沒有外部刺激的情況下，個體聽到聲音或聲響的現象。它是思覺失調症最常見的正性症狀之一，對病人的日常生活和功能造成了重大影響。幻聽的徵象可能包括聽到各種類型的聲音，如語言、噪音或音樂。這些聲音可能是單一的或多重的，來自男性、女性或兒童，甚至可能是陌生人或熟悉的聲音。此外，這些聲音可能具有不同的特性，如友好、敵意、批評、指揮或警告。幻聽可能是連續的、斷斷續續的，或是時有時無的，有時甚至伴有回音或重複。而這些聲音只有病人自己能夠聽到，而他人無法感知。幻聽的形式與特點也是多樣，一些人可能只聽到單一的聲音，如噪音或音樂，而有的人則可能聽到具有語言內容的聲音，例如他人的對話或是命令。這些聲音可以來自於個體的內部（如頭部）或外部（如來自於空間的特定部位）。另外，這些聲音可能與個體的思想、情緒、生活經驗有所關聯，也可能

與之無關。然而，幻聽的成因至今仍然不明，但已有一些理論試圖解釋其發生的原因。其中一種理論認為，幻聽可能是源於大腦對於外界信息的錯誤解讀。在這種情況下，大腦可能會將內部的思想或記憶誤認為來自於外部的聲音。另一種理論認為，幻聽可能是由於神經傳導物質的不平衡，如多巴胺或血清素，這可能導致大腦處理感知信息的方式出現問題。對於幻聽的治療，主要包括藥物治療、幻聽管理策略和心理治療。藥物治療主要使用抗精神病藥物，以平衡大腦的神經傳導物質；幻聽管理策略；如聽有歌詞的音樂並跟著哼唱時、找人說話、看電視等，協助病人在預期幻聽出現前，就預先使用管理策略，減少幻聽干擾；心理治療，如認知行為療法，則著重於幫助病人學習如何更好地管理和應對幻聽（王等，2021；Yttri et al., 2020, 2022）。

　　病人在受幻聽影響時，可能認為他們所經驗的是真實的，並沒有意識到他們正在經歷幻覺，這是一種精神病症狀。換句話說，對於病人來說，他們所聽到的聲音和信息與現實生活中的聲音和信息一樣真實。因此，這可能導致他們的情緒反應，例如恐慌、憤怒或悲傷，並可能引起極度的心理壓力。此外，病人可能因為所聽到的幻聽內容，而採取某種行為。例如，如果幻聽命令他們做出可能對自己或他人造成傷害的行為，這種病症可能導致他們的行為失控。在某些情況下，這可能甚至導致自殺或他殺的企圖。病人受到幻聽影響的情況很多。例如，病人可能會因為對不存在的聲音有反應，而表現出不適合當時情況的行為；或是在沒有刺激的情況下產生反應，或是受幻聽

影響而注意力不集中。病人的社交行為可能會受到影響，因為病人可能會沉浸在幻聽的內容，而缺少真實的人際互動，這可能會導致病人的人際關係變得疏遠，並可能對病人的工作或學業表現產生負面影響。此外，幻聽也可能導致病人的心理健康問題。例如，一些病人可能會感到焦慮或恐慌，因為他們不斷地聽到恐怖或威脅性的聲音。這可能會導致他們的生活品質下降，並可能導致他們的心理健康狀況惡化（王等，2021；Schnakenberg Martin et al., 2018）。

　　護理人員在面對病人幻聽時，需要適當地回應和處理，以提供病人支持。以下是護理人員可以回應的方式：

1. **聆聽和確認病人的感受**：當病人出現幻聽時，護理人員應該傾聽並引導他們的說出對於幻聽的感受。這樣可以讓病人感到被理解和支持，同時也有助於建立良好的溝通關係。

2. **非刺激性回應**：護理人員應該避免對病人的幻聽進行質疑或批評，而是採取非刺激性的回應方式。例如，可以對病人說：「我明白你在經歷幻聽的困擾，醫療團隊會支持你。」

3. **適度提供現實感**：護理人員可以引導病人區分現實和幻覺，提供現實感的參照點。例如，可以引導病人關注周圍的環境和人際互動，以協助他們辨認出真實的聲音和聲音幻覺之間的區別。

4. **緩解病人負向情緒**：幻聽常常伴隨著焦慮和恐懼情緒。護理人員可以提供情緒支持，協助病人減輕焦慮和恐懼。使用鎮靜的語調和輕柔的姿態，可以讓病人感到安心和放鬆。

5. **醫療團隊共同合作**：如果病人的幻聽，嚴重影響了他們的功能和日常生活，護理人員應該和醫療團隊討論，協助病人處理幻聽症狀（王等，2021；Price, 2016）。

實例　轉變思覺失調症護理教學

本教案的內容主要分為兩部分：第一部分是理論學習，我們將介紹思覺失調症的基本知識，包括幻聽的徵象、病人受幻聽影響的狀況、護理人員如何回應病人幻聽；第二部分是實際操作，學生將進入 VR 模擬環境，進行思覺失調症病人的護理操作。透過 VR 技術的互動性與即時反饋機制，學生可以在模擬的真實環境中學習與操作，並即時修正護理照護操作的方法與技巧。此外，我們也將分享一些實際的護理劇本，讓學生可以更深入理解思覺失調症病人可能面臨的問題，以及如何有效地進行護理照護。

情境劇情(flow of the story)

情　境

劉進明，32 歲未婚男性，商專畢業，畢業後可從事保險業至 28 歲，後開始無法長期工作，做過房地產仲介、網路電商行銷人員、融資公司電話人員等，最多維持 1~2 個月，現無業，與案母同住，30 歲時和女朋友分手，開始出現幻聽、妄想以及社交退縮情形，曾至精神科門診治療，診斷為思覺失調

症，因不願就醫，由案母至門診拿藥，將藥物加在飯菜中讓其吃下，多待在家生活鬆散，幻聽和被害妄想仍存。此次住院因病人發現案母加藥於飯菜中，不敢進食喝水、睡眠減少，整日在家自言自語、對空氣怒罵、言談混亂，內容多為對面鄰居恐嚇自己的言談（鄰居指責其偽造借貸文書、欠錢好幾億、要告他讓他坐牢……），且認為離職的公司派人來報仇、家門口停的機車是來包圍抓他的，情緒激躁，推罵案母，鄰居報警，由警察協助就醫。

場景	劇　情
幕一 護理站旁 會談室	護理師：「我是你住院期間主要照顧你的護理師，我叫江逸萱，有一些問題想跟你聊聊。」 進明：（呈傾聽狀）神情緊張，不時東張西望，轉頭對旁邊壓地音量重複喊叫：「我沒有造假、我沒欠你錢、你不要亂說、你不要害我坐牢……」
評量一	題目：請問護理師此時最適當的反應為何？ (A) 和病人一樣壓低音量與病人會談，以確保病人的安全感 (B) 立即以紙筆紀錄病人的反應，告訴病人會交班給醫療團隊討論以確保其安全 (C) 以平穩的音調向病人說明他現在所處的地點及說明他的安全受到保障 (D) 終止會談，以保障病人的安全感
評量一 正確答案 與解析	正確解答為(C) (C) 當病人因幻聽感到焦慮不安時，需接受病人之感受，給予安全感，並澄清事實

場景	劇 情
評量二	**題目**：病人出現的症狀為哪一種幻聽類型？ (A) 語言性聽幻覺(voices hallucinations) (B) 元素性聽幻覺(elementary hallucinations) (C) 幻聽製造者(internal or external auditory hallucinations) (D) 可聽見思考(audible thought)
評量二 正確答案 與解析	正確解答為(A) (A) 語言性幻聽：內容以「單句」、「與病患對談」、「第三人稱謂的命令」、批評與謾罵病人的表現，如聽到有人批評自己、責罵自己、讚美自己、說笑話給自己聽 (B) 元素性聽幻覺：以人的動作聲或其他聲音表現，如走路聲、動物叫聲、流水聲、電鈴聲、敲鑼聲、嗡嗡聲或機器轟鳴聲 (C) 幻聽製造者：病人感覺從自己身體或別人身體裡面發出聲音 (D) 可聽見思考：病人聽到一個聲音在說出他的想法
幕二 病房內	護理師巡病房看到病人： **進明**：（持續呈傾聽狀）（神情緊張、雙手握拳），對空謾罵「你滾開、你不要亂說、我沒欠你錢、你不要告我、我不要坐牢……」突然拉住護理師的手，「護理師，妳幫我作證，妳有聽到他說要告我要我坐牢，妳不要讓他害我……」
評量三	**題目**：從病人的反應上，你覺得哪些是幻聽徵兆？（複選）1. 病人呈傾聽狀；2. 神情緊張；3.雙手握拳；4.對空謾罵自語 (A) 1＋2＋3＋4 (B) 1＋2＋3 (C) 2＋3＋4 (D) 1＋4

場景	劇　情
評量三 正確答案 與解析	正確解答為(D) (D) 聽幻覺出現時，病人會受其影響，可能有傾聽的姿態（專注於聽那些聲音）、自言自語（和那些聲音對話）、怪異行為（如：跪地膜拜、倒立走……）、以棉花塞耳朵等 ＊ 神情緊張或雙手握拳，非只出現在有幻聽的病人，如一般人或躁症病人用到某些情境，有時也會這樣的情緒或行為表現
評量四	題目：下列何者是護理人員的最適切的回應？ (A) 「你說有人害你，其實這是幻聽。」 (B) 「你看起來很不安，但這裡除了我和你，並沒有其他人在說話。」 (C) 「你沒有理由感到害怕。」 (D) 「你為什麼會欠別人錢。」
評量四 正確答案 與解析	正確解答為(B) (B) 當病人有幻聽時，宜採用呈現事實之溝通技巧，同理病人之感受，再簡單澄清自己沒有聽到聲音
幕三 病房內	經數天治療後 進明：「護理師，我一直聽到鄰居在罵自己，說我偽造文書、欠錢好幾億、要去法院告我、讓我坐牢，我真的好痛苦……」 護理師：「……」
評量五	題目：上述護理師提供何種護理措施較適切？ (A) 「直接告訴病人那是幻聽，請病人嘗試轉注意力。」 (B) 「聲音跟你說這些，對你造成什麼困擾？哪些是你擔心害怕的？」 (C) 「通知醫師給予針劑以減少病人的幻聽。」 (D) 「安排病人進保護室，減少外在刺激以改善幻聽。」

場景	劇　情
評量五 正確答案 與解析	正確解答為(B) (B) 病人的潛在需要可能反映在幻聽內容中，應重視其未知需求滿足，並討論此需求與個案之關係
幕四 病房內	**護理師**：「你說聽到的聲音是鄰居在說話，和你說些什麼？」 **進明**：「就是聽到鄰居在罵我……」 **護理師同事**：（突然開門進入會談室）「逸萱，…」
評量六	**題目**：突然有另一位同事打岔詢問事情，下列護理師的回應何者正確？ (A) 為了避免會談中斷太久，讓同事在耳邊簡單交代事情 (B) 立刻中止與病人會談，和同事離開 (C) 請同事先回護理站，待會談結束再說 (D) 請病人等一下，和同事到會談室外談話
評量六 正確答案 與解析	正確解答為(C) (A) 病人看得到但聽不到，可能會讓病人覺得不舒服，甚至多疑，覺得護理師可能是在談論他 (B) 突然終止會談，除無法完整評估病人情況，可能會讓病人覺得不舒服，甚至破壞信任關係 (C) 尊重病人 (D) 讓病人獨自在會談室，病人可能會沒有安全感，甚至多疑，覺得護理師可能是在談論他
幕五 病室內	**護理師**：「進明，目前服用的藥物可以減少幻聽，除藥物之外，我們來討論一些可以因應幻聽影響的方法。」 **進明**：「家人都叫我要自己控制，不要去聽那些聲音，但我就是控制不了啊。」

場景	劇　情
	護理師：「進明，等幻聽出現時再控制會比較困難，我們來討論你幻聽比較容易出現的時機，我們盡量避開。」 **病人**：「我不是很清楚，但好像病房 OT 人多時、和家人出去玩時、和醫師護士說話時，幻聽比較少，好像一個人在房間或遇到工作壓力時，幻聽就會很大聲很吵。」
評量七	病人對幻聽出現時機沒概念，以下那些可能是幻聽容易出現的時機，可作為護理師與病人討論的參考？（複選） ☐A.壓力　　　　　☐B.焦慮　　　　　☐C.獨處 ☐D.腦袋空白　　　☐E.不知所措　　　☐F.左右為難 ☐G.挫折　　　　　☐H.心情好
解析	正確解答為 A~G
評量八	**題目**：護理師應如何教導病人辨別幻聽？ 1. 那些聲音都是假的，你不要相信 2. 找出幻聽的來源：所聽到的是什麼聲音？從哪裡來？別人會聽到嗎？ 還是只有你自己聽到？ 在你周遭沒人的時候出現嗎？ 3. 幻聽發生地點及時間：第一次聽見幻聽是什麼時候？多久會聽到這些聲音？在什麼時段及環境會聽到這些聲音？ 4. 幻聽的內容：所聽到的聲音內容是說什麼？是正向還是負向的？你能和這些聲音溝通對話討論嗎？ (A)　1＋2＋4 (B)　2＋3＋4 (C)　1＋3＋4 (D)　1＋2＋3＋4

場景	劇　情
評量八 正確答案 與解析	正確解答為(B) (B)　當幻聽出現時，病人可詢問身旁可信任的人是否也有聽到，可經由區辨幻聽來源、發生地點及時間、幻聽的內容，以辨別幻聽為不切實際，真實生活不存在
評量九	**題目**：以下護理師指導因應幻聽的技巧何者適當？（複選） (A)　注意所聽到的聲音 (B)　看電視 (C)　聽音樂 (D)　與人說話 (E)　洗澡
評量九 正確答案 與解析	正確解答為(B)(C)(D) (B)(C)(D)皆為教導病人轉移對幻聽的注意力；而因應幻聽的技巧重點在有競爭聽覺使用的技巧
幕六 病室內	**護理師**：「進明，你似乎只吃泡麵與罐裝八寶粥，願意說說是為什麼嗎？」 **進明**：「護理師，我告訴妳，因為在家媽媽會在飯菜亂加藥給我吃，而且之前離職的公司派人要報仇，要下毒害我⋯」
評量十	**題目**：下列護理措施何者正確？ (A)　為了讓病人有安全感，拍打他的肩膀並做安全保證 (B)　以簡單堅定口吻告訴病人：「放心啦！沒有人會這裡的食物下毒。」 (C)　讓病人自己登記購買自己的餐點 (D)　規定病人至大廳用餐進食
評量十 正確答案 與解析	正確解答為(C) (C)　面對病人的被害妄想時，需保持同理及接納的態度，提供病人可自行拆封、開罐的食物

場景	劇 情
幕七 護理站側門旁	打字＆鏡頭帶到： 晨間治療時，安護理師正要給藥，進明目前用藥為： Risperdal consta (37.5) 1amp Q4wk Risperdal (2) 1# BID Biperin (2) 1# QD Sennapur (12.5) 2# HS **進明**：「護理師，妳看我的手一直抖。」（手抖） **護理師**：「除了這些，你還有什麼不舒服？」 **進明**：「心慌慌、坐不住、一直想走，走到腳很酸。」
評量十一	**題目**：下列有關錐體外症候群(extrapyramidal syndrome, EPS)的敘述，何者最正確？ (A) 發生急性肌肉緊張異常(actue dystonia)，如眼球上吊，建議讓病人暫時停藥 (B) 流口水、手抖等類帕金森氏症(Pseudo-parkinsonism)的現象，通常在服藥初期發生 (C) 遲發性運動不能(tardive dyskinesia, TD)，多發生於長期服用抗精神病藥物後 (D) 靜坐不能(akathisia)，如坐立不安、來回走動，多發生於開始服藥 4~5 天內
評量十一 正確答案與解析	正確解答為(C) (A) 可給予 Vena、Biperiden 等藥物來緩解，常出現於服藥 4-5 天內 (B) 多於服藥 3 個月內發生 (C) 多發生在服用抗精神病藥物超過 2 年以上的病人，多為不可逆性損害，而且治療較為困難，因此預防顯得十分重要 (D) 常出現於服藥後數天至一個禮拜之間

場景	劇 情
幕八 護理站側門旁	打字＆鏡頭帶到： 護理師將藥袋撕開，把藥物放到病人手中 **進明**：「護理師，我沒有病，吃藥很多副作用。」（病人手中取藥後未服下即欲轉身離開）
評量十二	**題目**：下列何者是此時最適當的護理措施？ (A)　通知醫師將藥物改為針劑 (B)　協助磨粉以讓病人確實服藥 (C)　提供精神疾病藥物衛教 (D)　確認病人確實服下藥物
評量十二 正確答案與解析	正確解答為(D) (D)　護理師發藥時需仔細觀察、監督病人確實服藥，避免病人采取藏藥的方式抗拒治療，影響治療效果

7-3　評量機制與設計

一、我們將利用 VR 系統來評估學生的學習成效

　　首先，學生需要進行 VR 模擬操作，我們將根據他們在模擬環境中的表現來進行評估。評估的內容包括：學生對於思覺失調症病人幻聽症狀的評估能力，對於病人幻聽症狀容易發生的時機的分析能力，以及對於選擇適合的幻聽管理策略的判斷能力。此外，我們也會評估學生的理論知識與實際操作技巧的整合能力。

二、我們將使用 Virti 平臺的後臺分析功能來詳細分析學生的學習過程與成果

　　透過數據分析，我們可以更精確地了解學生在學習過程中的困難與挑戰，並提供適當的指導與支援。此外，我們也可以根據學生的學習數據來調整教學計畫，以提升教學效果。

7-4　教學成效回饋與討論

1. 在教學過程中，我們將定期收集學生分享的學習經驗，包括他們對於 VR 學習環境的感知與回饋。我們期待學生能夠主動分享他們的學習感受，包括他們在 VR 學習中遇到的問題與困難，以及他們如何使用 VR 來提升自我的學習效果。透過這些回饋，我們可以持續滾動式修正我們的教學方式與內容，以滿足學生的學習需求。

2. 我們可以透過學生的學習成果來評估教學成效，包括學生的理論知識測驗成績，VR 模擬操作的成績，以及他們在實際臨床實習中的表現。綜合這些多元成果，我們可以評估學生對於思覺失調症病人疾病照護重點的理解與技能，以及他們對於 VR 學習的接受度與滿意度。

7-5　　結　論

一、設計教案過程中遇到的狀況及解決方式

　　我們面臨了教案設計過程中的多項挑戰，例如：如何將真實的臨床情境轉化為虛擬實境(Virtual Reality, VR)學習環境、如何設計有效的學習任務以及如何評估學生的學習成效等。我們透過持續的反思和修正，成功地克服了這些挑戰，並設計出一個能夠有效提升學生護理能力的 VR 教案。

二、利用 VR 設計教案對進階護理師能力培養之影響

　　透過利用 VR 設計的教案，對於進階護理師的能力培養具有重要的影響，包括臨床評估與判斷、護病溝通和護理照護技巧等關鍵能力。透過虛擬實境的互動學習環境，學生能夠透過身歷其境的體驗，從病人的視角去理解他們所面臨的困擾，並學習如何提供適當的臨床護理措施。這種以學生為中心的學習方式有助於提升其對病人疾病的認識、需求的理解、培養同理心，並強化批判思考的能力。

　　兩分鐘試看片
　　　　　　　　　　　　　　　　　＞ 思覺失調症病人

參考文獻

王怡文、陳玉婷、賴佑銘(2021)・思考障礙之護理・於蕭淑貞總校閱，*精神科護理概論：基本概念及臨床應用*（十版，393－427頁）・華杏。

Dellazizzo, L., Potvin, S., Phraxayavong, K., & Dumais, A. (2021). One-year randomized trial comparing virtual reality-assisted therapy to cognitive-behavioral therapy for patients with treatment-resistant schizophrenia. *NPJ Schizophrenia, 7*(1), Article 9. https://doi.org/10.1038/s41537-021-00139-2

Lee, Y., Kim, S. K., & Eom, M. R. (2020). Usability of mental illness simulation involving scenarios with patients with schizophrenia via immersive virtual reality: A mixed methods study. *PLoS One, 15*(9), Article e0238437. https://doi.org/10.1371/journal.pone.0238437

Price, B. (2016). Hallucinations: Insights and supportive first care. *Nursing Standard, 30*(21), 49-60. https://doi.org/10.7748/ns.30.21.49.s45

Schnakenberg Martin, A. M., Bartolomeo, L., Howell, J., Hetrick, W. P., Bolbecker, A. R., Breier, A., Kidd, G., & O'Donnell, B. F. (2018). Auditory feature perception and auditory hallucinatory experiences in schizophrenia spectrum disorder. *European Archives of Psychiatry and Clinical Neuroscience, 268*(7), 653-661. https://doi.org/10.1007/s00406-017-0839-1

Yttri, J. E., Urfer-Parnas, A., & Parnas, J. (2020). Auditory verbal hallucinations in schizophrenia: Mode of onset and disclosure. *The Journal of Nervous and Mental Disease*, 208(9), 689-693. https://doi.org/10.1097/nmd.0000000000001179

Yttri, J. E., Urfer-Parnas, A., & Parnas, J. (2022). Auditory verbal hallucinations in schizophrenia, Part II: Phenomenological qualities and evolution. The *Journal of Nervous and Mental Disease, 210*(9), 659-664. https://doi.org/ 10.1097/nmd.0000000000001514

教案五　專師訓練
住院中病人突發呼吸喘

作者：胡慧蘭、王柏權、陳惠雯

　　國際護理協會(International Council of Nurses, ICN)定位專科護理師(Nurse practitioner, NP)為進階護理師(Advanced practice nurse, APN)，具備能夠診斷急性和慢性健康問題並直接提供照護能力(Clarke et al., 2021)。我國專科護理師（以下簡稱專師）制度已正式推行 17 年餘。依據我國規範專科護理師(NP)執業範圍包括：相關醫療諮詢、檢驗檢查之初步綜合判斷和醫療輔助行為等。

　　鑑別診斷是訓練成為專科護理師重要的一環，需要有系統的進行問診、病史收集、身體檢查、影像和檢驗報告判讀等步驟，過程中運用臨床推理(Clinical Reasoning)，最後綜合資料分析和評估結果，推演病人可能的健康問題、給予鑑別診斷，以及制定適當的治療決策。然而，邏輯推論思考能力並非與生俱來，需要透過教育訓練來培養（謝美玲，2019）。醫院培訓專科護理師和國家考核專科護理師的過程中，普遍使用客觀結構性臨床測量(Objective structured clinical examination)來評估專師的批判性思考和問題導向的能力。然而，這樣的過程需要依賴標準化病人(Standardized patient)和學習對象之間的互動，並且需要投入大量人力和物力。隨著科技的發展，科技逐漸導入醫護教學，可提供學習者更具互動性和個人化的學習體驗。這些科技應用包括網絡教學平臺、電子教材、多媒體教學資源以及擴增實境(Augmented Reality)和虛擬實境(Virtual Reality,

VR)等。透過這些科技的運用，讓教師能夠提供學習者更豐富多樣的教學內容和學習資源，並將學習活動更貼近實際應用情境。

　　虛擬實境(VR)模擬了真實世界的情況，為學習者帶來深度的沉浸感和高互動性，且能提供複雜的醫療專業知識和行為。虛擬實境應用範圍上也非常廣泛，它可以應用在各種學科的學習和練習上，透過虛擬實境中的視覺模擬和知覺回饋，能夠讓使用者與虛擬物件互動，進而促進學習者的積極參與(Yoganathan et al., 2018)，最重要的是，虛擬實境技術能夠透過重複練習的方式，降低臨床人員在實際臨床患者上學習的風險(Barteit et al., 2021)。此外許多研究發現，當主題領域具有高度抽象、概念化或需要專注於程序技能或任務時，相較於非沉浸式學習方法，使用沉浸式虛擬實境具有顯著的優勢(Hamilton et al., 2021)。

　　本章介紹如何使用 Virti 平臺，設計沉浸式虛擬實境專科護理師訓練，教案以「住院病人常見的突發呼吸喘」為情境背景，旨在訓練專科護理師的臨床推理與鑑別診斷能力。設計過程使用建設性調準(Constructive Alignment)的概念進行課程設計，確保學習目標(Learning outcome)、教學活動(Learning activities)和評估方法(Assessment)之間的一致性(Biggs, 2014)，具體實踐方式為學習目標應成為教學活動和評估方法的指導原則；教學活動應直接與學習目標相關，能夠提供學生實踐和應用；評估方法應根據學習目標設計，以確定學生是否達到了目

標。當建設性調準的三個要素，學習目標、教學活動和評估方法，緊密結合並相互配合時，將能夠協助學習者更有效地學習和發展所需的能力。

8-1　教學目的

　　本教案教學目的旨在訓練專科護理師的臨床推理與鑑別診斷能力。該能力較抽象和複雜，需要學習者運用多方面的知識和技能進行分析、綜合和判斷推論。為了讓專科護理師能深入地理解和應用抽象概念，沉浸式虛擬實境提供了一個模擬真實臨床環境的平臺。在這個環境中，可以操作和練習各種臨床情境，進行觀察、收集數據、進行分析和做出鑑別診斷的決策。透過沉浸式虛擬實境，能夠反覆練習而無需擔心患者風險，並從錯誤中學習改進臨床推理和鑑別診斷能力。這種高度互動和反饋的學習環境有助於培養專科護理師的專業判斷力和決策能力，提升臨床實踐中的表現。

　　學習目標(Learning outcome)的訂定方式，採用由美國教育心理學家本傑明・布魯姆(Benjamin Bloom)於 1956 年在芝加哥大學提出的布盧姆分類學(Bloom's taxonomy)，將認知領域(Cognitive Domain)按照漸增複雜性階層概念分成六類（表 8-1、圖 8-1）。本教案期望專科護理師透過沉浸式虛擬實境訓練後，能夠應用各項資料分析相關訊息以判斷可能的鑑別診斷。因此，學習目標層次屬於應用(Applying)和評估(Evaluating)。下一段的教案內容與腳本，將以實例分享如何設定學習目標

(Learning outcome)、教學活動(Learning activities)和評估方法
(Assessment)。

表 8-1　布盧姆分類學(Bloom's taxonomy)

認知領域	內涵	舉例行為動詞
1. 記憶 Remembering	認知歷程的最低層次，學習者透過回憶和重複信息來記憶知識的事實、概念和程序	定義、陳述 背熟、列表
2. 理解 Understanding	學習者能夠解釋和闡釋所學內容的意義，以及將其與其他相關知識進行連結	分類、描速 解釋、識別
3. 應用 Applying	學習者能夠將所學知識應用於實際情境中，解決問題或完成任務	執行、實施 操作、解決
4. 分析 Analyzing	學習者能夠分析複雜的訊息，識別其組成部分，並理解它們之間的關係	區別、差異 比較、關聯
5. 評估 Evaluating	學習者能夠進行評估和判斷，根據一定的標準或標準，評價信息的有效性、可靠性和價值	推斷、判斷 選擇、評估
6. 創造 Creating	認知歷程的最高層次，學習者能夠產生新的觀點、概念、理論或創造性的作品	設計、建構 發展、制定

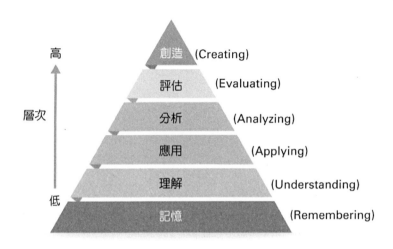

圖 8-1　布盧姆分類學(Bloom's taxonomy)

8-2　教案內容與腳本

　　教案內容與腳本設定，需要緊扣學習者現有的能力和預期達到的教學目的，至少包含以下要素，讓教案具體、適切與完整：

1. **學員層級**(learner level)：受訓對象目前的水平，有助於確定適合的教學內容。

2. **教學目標**(teaching outcome)：描述學員在完成課程後需要具備的能力。

3. **學習目標**(learning objective)：可參考布盧姆分類學(Bloom's taxonomy)，列出達成教學目標所需完成具體的學習目標內容。

4. **故事主軸**(stem of the story)：提供學習對象所需的關鍵訊息，建立情境和引發興趣。包括患者狀況（依情境狀況而定，例如年齡、性別、過去病史、過敏史等）、地點（急診、一般病房、加護病房、產房、小兒科、精神科等）、時間（依情境狀況而定，例如情境總時間等）、任務（與教學目標相關）。

5. **情境劇情**(flow of the story)：場景共幾幕／部分、描述每一幕／部分的情節變化或注意事項，使學習者更好地理解和應用所學知識。

6. **評估方法**(assessment tools)：確定評估學習成果的方式和標準，以便了解學習者的學習進展和成效。

7. **沉浸式學習設計重點**：根據學習目標，設計沉浸式學習例如：利用不同的感官刺激（視覺、聽覺、觸覺等）、與環境中的角色、故事情節、其他學習者的互動或學習者透過自主探索、制定決策等。

實例　專師訓練—住院中病人突發呼吸喘

1. **學員層級**(learner level)：新進三個月到職的專科護理師。

2. **教學目標**(teaching outcome)：訓練專科護理師的臨床推理與鑑別診斷能力。

3 **學習目標**(learning objective)

專科護理師透過沉浸式虛擬實境教學後，

(1) 能夠應用問診、身體評估、影像報告和檢驗數據進行臨床推理。（應用層次）

(2) 能夠推斷至少三項可能的鑑別診斷。（評估層次）

4. **故事主軸**(stem of the story)

　　病人 78 歲男性，COPD 病史，因泌尿道感染住院第 12 天，突然發燒合併呼吸喘。過去病史：慢性阻塞性肺疾病、高血壓、高血脂，過敏史：無，TOCC：無旅遊史、公務員退休、無群聚史、無接觸史。個人史：吸菸 40 年，每天 1 包（20 支）已經戒菸 5 年，社交性飲酒，無嚼食檳榔。最後一次生命徵象：T：37.3℃，P：90，R：20，BP：140/72，SpO_2：94%。你是今天感染科病房夜班值班專科護理師。你現在正在買晚餐時，護理師來電表示「病患剛才有畏寒情形，現在量測體溫 38.6 度，並且有呼吸喘情況」……。

5. **任務**：請依照情況進行評估並且推斷至少三項可能的鑑別診斷。

6. **地點**：一般病房。

7. **時間**：15 分鐘。

8. **情境劇情**(flow of the story)

　　本情境劇情的場景分成三個部分。場景（一）：情境介紹，內容包括護理師通報，提供病人病歷、影像、檢驗報告

等資料供參考；場景（二）：接觸病患，主要內容包括發展
問診和身體評估的能力；場景（三）：診斷和推理，學員將
運用所學的知識和技能進行鑑別診斷和推理。詳細的內容含
教學活動(Learning activities)請見下方表格。

9. **沉浸式學習設計重點**

(1) 場景（一）：首先以電話錄音方式模擬值班時護理師來電
的情境，製造夜班值班時的緊張氛圍。透過這樣的設
計，學員能夠實際體驗到在真實情境中接聽電話時所面
臨的壓力和挑戰，學習如何從護理師提供的資訊中思考
下一步的行動。當前往病房後，學員以第一人稱視角沉
浸到臨床環境中，提供病歷讓學員學習如何根據患者目
前的狀況，在病歷綜多資訊中快速找到關鍵訊息；以及
各項影像報告和檢驗報告，以最短的時間了解病情。

(2) 場景（二）：拍攝臨床實際上專科護理師向病患進行問診
過程的完整影片，並按照「OLDCARTS(onset/location/
duration/characteristic/alleviating & aggravating factors/
radiating or relieving factors/timing/severity)」順序進行對
話。這樣的設計讓學員能夠深入體驗和學習正確的問診
方式。同時，也拍攝身體評估的完整影片，學員以第一
人稱視角學習和掌握正確評估「頭頸部」、「胸部」和
「腹部」等部位的方法。

(3) 場景（三）：讓學員透過場景（一）和場景（二）所得到
的各項資訊綜合結果，使用選擇鍵做出可能的鑑別診
斷。

　　各場景中，主要使用畫面提示和選擇鍵按鈕，提供引導學員在不同場景之間進行切換。這種設計方式能夠增強學員的參與感和投入度，使他們能夠更深入地沉浸在虛擬環境中，順利地進行場景的轉換。

情境劇情(flow of the story)

一、場景(一)：情境介紹

1-1 護理師通報

教學活動(Learning activities)	VR 設計概念結構
1. 情境開場 2. 設定病人狀況（例如：專師您好這裡感染科病房，05 床 72 歲王先生，因為 UTI 住院……）	畫面呈現情境開場，開始引導學員進入情境 以錄音方式模擬值班來電，讓專師從電話中初略了解病人情況

1-2 提供病人病歷、影像、檢驗報告等資料參考

教學活動 (Learning activities)	VR 設計概念結構
1. 轉場（進入病房） 2. 提供專師病患相關的資料 　(1) 入院病歷 　(2) 檢視血液報告 CBC/DC 　(3) 檢視生化報告 　(4) 檢視 X-ray	學員聽完護理師提供的資訊後，引導學員進入病房 臨床場景以 360 度環景拍攝，可移動鏡頭，讓學員選擇觀看角度 讓學員以第一人稱視角沉浸到臨床環境中，提供病歷讓學員學習如何根據患者目前的狀況，在病歷眾多資訊中快速找到關鍵訊息；以及各項影像報告和檢驗報

教學活動 (Learning activities)	VR 設計概念結構
	告，以最短的時間了解病情
	畫面跳出選擇鍵讓專師決定下一步的行動（❑病歷　❑檢驗報告　❑影像　❑前往問診　❑直接身評）

二、場景(二)：接觸病患

2-1 問診

教學活動 (Learning activities)	VR 設計概念結構
1. 轉場（前往問診） 2. OLDCARTS(onset/ location/ duration/ characteristic/ alleviating & aggravating factors/ radiating or relieving factors/ timing/ severity)	學員聽完護理師提供的資訊後，引導學員進入病房 臨床場景以 360 度環景拍攝，可移動鏡頭，讓學員選擇觀看角度。 讓學員以第二人稱視角沉浸到臨床環境中，拍攝臨床實際上專科護理師向病患進行問診過程的完整影片。透過完整影片的觀察，學員可以仔細觀察專科護理師在問診過程中的專業技巧、溝通方式和與病患的互動。學員可以模仿劇中人的行為，逐步學習並體驗到如何進行有效的問診。影片學習方法也提供了反覆觀察和評估的機會，學員可以重複觀看影片，注意觀察專科護理師在問診過程中的優點和改進空間，並透過反思和討論來深化對專業護理實踐的理解

教學活動 (Learning activities)	VR 設計概念結構
	畫面跳出選擇鍵讓專師決定下一步的行動（❏返回觀看病歷　❏進行身體評估　❏重新問診）

2-2 身體評估

教學活動(Learning activities)	VR 設計概念結構
1. 轉場（進行身體評估） 2. 提供專師進行各部位身體評估 　(1) 頭頸部評估 　(2) 胸部評估 　(3) 胸部評估（背面） 　(4) 腹部評估 　(5) 確認呼吸音（播放聲音） 　(6) 確認心音（播放聲音） 　(7) 四肢	讓學員以第一人稱視角沉浸到臨床環境中，拍攝臨床實際上專科護理師向病患進行身體評估過程的完整影片。透過完整影片的觀察，學員可以仔細觀察專科護理師在各部位身體評估的順序和手勢。學員可以模仿劇中人的行為，逐步學習如何進行正確的身體評估。影片學習方法也提供了反覆觀察和評估的機會，學員可以重複觀看影片以學習 教案 Virti 後臺追蹤學員選擇的身體評估部位順序路徑，根據學員選擇評估的部位順序進一步討論、分析、應用問診、身體評估、影像報告和檢驗數據了解學員的邏輯推理。例如：在身評時，本教案呼吸喘病人案例，期望學員可使用「焦點式評估」方式，從胸部開始進行評估 畫面跳出選擇鍵讓專師決定下一步的行動（❏返回觀看病歷　❏重新問診　❏前往診斷）

三、場景(三)：診斷和推理

教學活動(Learning activities)	VR 設計概念結構
1. 轉場（進行學習後測驗） 2. 與學習目標有關的選擇式評量問題 3. 鑑別診斷	讓學員以第一人稱視角沉浸到臨床環境中，進行鑑別診斷 學習者在完成學習後，平臺畫面會主動跳出題目，提供學習者題目和選項，選擇正確答案後系統會立即顯示答案是否正確 邏輯思維路徑。在設計診斷選項時，讓學習者進行作答，分別回答：應優先排除可能致死的診斷，其次是最符合此案例的鑑別診斷。同時，可以在後臺追蹤學習者的診斷思考路徑，教學者可以識別學習者在問題解決和臨床推理方面的強項和需求，並相應地調整教學策略，提供更有針對性的指導和支持 完成全部的作答後，系統後臺會自動分析學員的作答狀況，提供整體學習結果

8-3　評量機制與設計

　　Biggs, J.的建設性調準(Constructive Alignment)概念為確保學習目標(Learning outcome)、教學活動(Learning activities)和評估方法(Assessment)之間的一致性（圖 8-2）。其中評估方法應該根據學習目標來設計，以確定學生是否達到學習目標。評估

方法可以測驗、作業、專題報告或其他形式。在沉浸式虛擬實境(VR)可使用不同形式的評估方式來評估學習成效，包括：

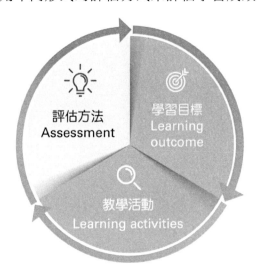

圖 8-2　建設性調準(Constructive Alignment) (Biggs, 2014)

1. **選擇題**(Multiple Choice Question, MCQ)：一種常見的評量形式，其中學習者需要從給定的選項中，選擇出最符合的答案。每一選擇題通常包含一個問題或敘述，以及幾個可能的答案選項，讓學習者根據自己的理解和知識選擇適當的答案。教學者可設定單選或複選題。

2. **完成時間**(Completion time)：完成一項或全部的學習任務、活動或測驗所需要的時間。在學習評估中，完成時間可以用來衡量學習者在完成特定任務或測驗時所花費的時間，以了解他們在特定狀況下的效率和處理能力。

3. **正確的操作順序完成任務**(Correct order of operation in a procedural task)：在一些任務、工作流程或程序性任務中，其步驟和操作可能要求執行特定的操作程序或者遵循特定的指南，以確保在任務完成的過程中步驟的正確性。

4. **延伸題**(Extended-response questions)：延伸題通常要求學生以簡要回答或詳細回答的形式，對特定主題或問題回答他們的觀點、分析、解釋或證據支持。

　　在沉浸式虛擬實境(VR)評估工具中，其中最常見的是選擇題(Multiple Choice Question, MCQ) (Hamilton et al., 2021)，還有包含上面提及的形式，像是完成時間(Bharathi & Tucker, 2015)或要求按照正確的操作順序完成任務(Sankaranarayanan, 2018)。由於選擇題(MCQ)無法評估更高水平的認知理解或概念知識(Ozuru, 2013)。因此，教師可以考慮搭配使用延伸題（簡答或詳答），衡量學習者對特定主題的概念知識的理解程度；或者可以綜合使用不同形式的評估方式，進行深入的學習評估。教學者若是進行教學研究，則需考量評量工具是否有採用適當的方法評估其相關的信效度，以便對學習者的學習成效作出正確的解釋（李中一，2004）。

　　評量時間通常包括課前測驗和課後測驗，課前測驗可幫助教育者與學習者了解在學習主題或內容上的起點。同時，課後測驗則評估學生在教學後學習主題或內容上的學習成果和理解程度。透過安排課前測驗和課後測驗，教育者能夠了解學生在學習過程中的變化和發展，了解教學的有效性。最後，當課後

測驗結束後，提供學習者個別化的即時回饋資訊，強化他們正確的學習成果，期望他們在未來能繼續保持這種表現；同時也讓學習者知道需要改進的地方，期望他們在未來能有所進步。這樣的個別化回饋和建議有助於學習者更好地理解自己的強項和需要改進的領域，從而提高整體的學習效果。另外，科技的運用雖能提供多元的學習資源和工具，豐富學習體驗，但同時也可能增加學習的認知負荷(Sweller, 2020)。因此，在運用科技進行學習時，教學者可以使用學習認知負荷評量，評估學習者在學習過程中所面臨的認知負荷程度，並作為教學者調整教學策略和改進學習設計，確保科技工具能夠真正促進學生的學習效果。

實例　專師訓練—住院中病人突發呼吸喘

使用 Virti 平臺設計評值機制與分析：

基於學習目標設計評估方法(Assessment)，以確定學生是否達到學習目標。本教案採用選擇題(MCQ)和邏輯思維路徑作為評估方法。

1. **學習目標 1：能夠應用問診、身體評估、影像報告和檢驗數據進行臨床推理**（應用層次）

   (1) **評值方式(一)**：選擇題(MCQ)。本教案設計與學習目標有關的選擇式評量問題，題數及答案形式（單選和多選）及分數由教學者自訂。學習者在完成學習後，平臺畫面

會主動跳出題目，提供學習者題目和選項，選擇正確答案後系統會立即顯示答案是否正確。作答全部完成後，系統後臺會自動分析學習者的作答狀況，以百分比(score %)呈現表示成績。

(2) **評值方式(二)**：邏輯思維路徑。本教案 Virti 後臺追蹤學員選擇的身體評估部位順序路徑，根據學員選擇評估的部位順序進一步討論、分析、應用問診、身體評估、影像報告和檢驗數據了解學員的邏輯推理。例如：在身評時，本教案呼吸喘病人案例，期望學員可使用「焦點式評估」方式，從胸部開始進行評估。

2. **學習目標 2：能夠推斷至少三項可能的鑑別診斷（評估層次）**

評值方式：邏輯思維路徑。在設計診斷選項時，讓學習者進行作答，分別回答：應優先排除可能致死的診斷，其次是最符合此案例的鑑別診斷。同時，可以在後臺追蹤學習者的診斷思考路徑，教學者可以識別學習者在問題解決和臨床推理方面的強項和需求，並相應地調整教學策略，提供更有針對性的指導和支持。

8-4　教學成效回饋與討論

在教學成效回饋，使用量性或質性收集學習者的學習經驗回饋，能讓教學者識別教學過程中的優勢和需要改進的方面。學員經歷沉浸式虛擬實境教學訓練後，以線上或紙本問卷方式

收集教學成效回饋。讓學習者對情境背景理解情境程度、提供的病歷、檢驗報告和檢查影像資訊量足夠程度等進行評分,各項問題的評分方法採用李克特量表(Likert scale)五分制,並且使用開放式問題的題型收集學習者對課程的想法和建議,用於往後教案擬定改進、優化教學與學習過程。

一、量性回饋

1. 您對情境背景清楚並可以理解?

   (1) 非常難以理解　　　　(4) 相對能理解

   (2) 有點難以理解　　　　(5) 完全能理解

   (3) 尚可

2. 您對病歷、檢驗報告、檢查影像清楚並可以理解?

   (1) 非常難以理解　　　　(4) 相對能理解

   (2) 有點難以理解　　　　(5) 完全能理解

   (3) 尚可

3. 您對病歷、檢驗報告、檢查影像提供資訊量是否足夠?

   (1) 完全不足夠　　　　　(4) 相對足夠

   (2) 有點不夠足夠　　　　(5) 完全足夠

   (3) 尚可

4. 您對問診內容清楚並可以理解?

   (1) 完全不足夠　　　　　(4) 相對足夠

   (2) 有點不夠足夠　　　　(5) 完全足夠

   (3) 尚可

5. 您對問診內容提供資訊量是否足夠？

(1) 完全不足夠　　　　(4) 相對足夠

(2) 有點不夠足夠　　　(5) 完全足夠

(3) 尚可

6. 您對身體評估片段與內容清楚並可以理解？

(1) 非常難以理解　　　(4) 相對能理解

(2) 有點難以理解　　　(5) 完全能理解

(3) 尚可

7. 您對身體評估片段與內容提供資訊量是否足夠？

(1) 完全不足夠　　　　(4) 相對足夠

(2) 有點不夠足夠　　　(5) 完全足夠

(3) 尚可

8. 您認為此教案是否與臨床情境相符？

(1) 完全相符　　　　　(4) 相對相符

(2) 有點不相符　　　　(5) 完全相符

(3) 尚可

9. 整體而言，對教案呈現及內容的滿意度？

(1) 非常不滿意　　　　(4) 滿意

(2) 不滿意　　　　　　(5) 非常滿意

(3) 尚可

二、質性回饋

　　學習回饋旨在了解學生在使用 Virti 沉浸式虛擬實境情境中的感受，因此採開放式的回答以下幾個問題：

1. 我認為使用 Virti 的優點？

2. 我認為使用 Virti 的挑戰？

3. 我對使用 Virti 的建議？

　　實際應用於教學後，學員對沉浸式實境教學的回饋大多總體而言都給予了正向評價。學員認為使用 Virti 的優點為能夠創造出真實的臨場感，深入體驗學習內容；且提供無壓力的環境，輕鬆地進行記憶和學習；並且以有趣、新奇且好玩的方式吸引注意力。同時，沉浸式虛擬實境也讓學習者能夠提供自行練習機會，增加實踐和應用知識的機會。整題而言，學習者將沉浸式實境教學視為一種互動和具有趣味性的學習體驗，使得他們更加主動地參與並投入學習過程。同時，這樣的學習方式也激發了他們的探索慾望，促進學習進展。相反的，學習者提到使用 Virti 的挑戰，會造成容易頭暈生理上的不適、對設備操作不熟悉導致使用過程容易出錯。另外，對 Virti 的建議提到，須注意網路連線流暢度、簡化設備連接使用流程或調整畫面空間內點選的方塊等，這些使用後意見都可作為未來優化系統之參考。

　　另外，授課教師實際應用 Virti 沉浸式虛擬教學中的回饋分享：

1. 增加互動與趣味：專師學生，臨床經驗豐富且自主學習能力強，透過虛擬實境(VR)學習，有別於傳統的課室教學，能快速的讓學生覺得有趣，願意與虛擬實境(VR)中的課程互動，並跟著場景往下，培養其臨床推理能力。

2. 吸引學生參與和注意力：虛擬實境(VR)提供沉浸式的感受，專師學生很容易帶入專師的角色，即使沒有用虛擬實境(VR)頭盔，學生自動兩兩一組討論病人問題、分析所得資訊並加以判斷。

3. 科技識能的養成：虛擬實境(VR)的沉浸式情境教學，仍需要操作一些設備（如：頭盔、手機等等），專師學生由於年齡層的不同，對於科技產品的識能和操作熟悉度不一，因此設計課程時，應考慮不要太複雜的操作互動。在課程中，也可以考慮讓高科技是能和較低科技識能學生配搭，彼此互相學習，同時增加同學間的合作機會。

8-5　結　論

一、常見狀況及解決方式

　　教案設計應緊扣學習目標，並了解沉浸式虛擬實境的優點與限制以設計呈現方式，常見狀況及解決方式如下：

1. **無法與情境中病人對話**：採用選擇鍵點選的方式，可將引導學習者回答與學習材料相關的問題、提供關於特定概念、定義或原理的更深入說明或提供額外的擴展資料等，加深學習者對學習內容或材料的理解。

2. **360°廣角距離太遠**：透過 360 度視角呈現畫面，使學員能夠深刻感受整體環境的真實臨場感；然而，有時學習者可能會感覺與物體距離過遠，這可能降低他們在互動體驗上的投入，為解決此問題，可以採用 2D 近距離拍攝的影片，讓學習者透過在屏幕上點擊物體來增進互動感受。

3. **抽象臨床推理過程評估**：使用後台評估分析工具，可以具體瞭解學習者的臨床推理過程，有助於深入剖析學習者在臨床推理方面的細節，並讓教學者能全面且準確地評估學習者的邏輯推理。

二、對專師能力培養的效益

使用虛擬實境(VR)教案對進階專師能力培養的效益如下：

1. 成本下降。

2. 身歷其境（模仿劇中人行為）。

3. 安全性（嘗試錯誤、沒有傷害）。

4. 及時回饋。

三、虛擬實境多種應用性

　　透過虛擬實境(VR)，學習者不但可以讓學習者深入體驗和理解在實際工作中所需的行動過程和決策，並且能在虛擬的臨床情境中嘗試錯誤、發現問題和把握學習重點(Rodriguez et al., 2018)，而不用擔心對真實病人造成任何傷害，有可能可以增強專業醫療人員在實際病患照護中面對各種情境的信心與決策能力。即時的回饋和自我評估機制，讓學習者可以立即看到他們在臨床推理和判斷方面的正確程度，從而加深對專業知識的理解和應用。最後，系統會紀錄學習者的學習狀況，能夠根據個人的進度和需求進行自我調整和學習。

　　未來在實踐教學領域，虛擬實境(VR)將具有多種應用性：

1. 利用線上學習技術，不再受學習地點的限制，讓學習者能夠隨時隨地透過互聯網進行學習，且能夠提供標準化教學，個人化回饋學習。

2. 為專科護理師提供在現實生活中稀有案例或複雜情境的訓練機會，逐步引導他們處理複雜臨床狀況。

3. 模擬各種臨床技能程序，讓專科護理師能夠事先熟練掌握各種技能操作的步驟。

　　研究指出虛擬實境(VR)在高度複雜或概念性問題需要空間理解和可視化時能帶來學習益處。應用虛擬實境(VR)在大多數程序任務顯示有其益處，且有證據表明虛擬技能的獲取可以成功地轉移到現實世界的問題和場景中(Hamilton et al., 2021)。這樣的益處對於臨床情境教學來說，提供了一個具有潛力的學習

工具，可以讓學習者在虛擬的臨床環境中進行訓練和實踐，培養他們在真實臨床所需的技能和決策能力。整體而言，虛擬實境技術能夠模擬真實臨床世界中的複雜情境和案例，為學習者提供一個安全、可控制和可重複的學習環境。這種基於臨床的虛擬實境教學方法不僅能夠協助專科護理師處理和應對各種臨床挑戰，還能增強他們的自信心和培養專業素養。在專科護理師的教學中實踐虛擬實境(VR)能夠為未來的臨床實踐打下堅實的基礎。

8-6　　Virti 使用之說明

透過使用 Virti 平臺進行「專師訓練—住院中病人突發呼吸喘」的教案，開場畫面為告訴學習者目前身分設定及學習任務即引導進入情境。透過錄音模擬值班時病房護理師來電，提供學習者從電話中初步了解病人的狀況。電話結束後，畫面跳出不同的選擇鍵按鈕引導思考下一步的行動。當轉場至病房內學習者可以選擇查看病歷、檢驗報告和影像學等資訊，透過探索這些相關資訊，有助於學習者進行邏輯推演（圖 8-3）。以影像錄製方式，由臨床專科護理師進行臨床實際問診的過程（圖 8-4）和各系統正確的身體評估步驟的教學影片，包括頭頸部、胸部以及腹部等檢查（圖 8-5）。最後，提供不同的問題讓學習者進行臨床推理與診斷（圖 8-6）。學習結束後，系統後臺會自動分析學習者的作答狀況，讓學習者能夠了解自己的學習狀況。另外，透過後臺系統設定，紀錄學員在焦點式身體評估檢

查時，第一個選擇評估的部位與後續的順序，讓教學者瞭解學員邏輯思維路徑步驟，及學員最後給予的鑑別診斷作為教學者之教學參考。Virti 平臺能提供學員沉浸式體驗，引導在不同場景之間進行切換，增強學員的參與感和投入度，使他們能夠更深入地沉浸在虛擬環境。

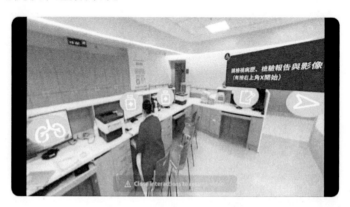

圖 8-3　沉浸式臨床實景

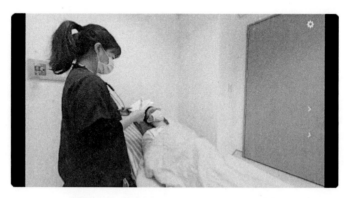

圖 8-4　專科護理師實際問診過程

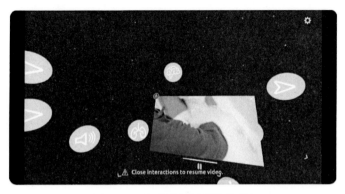

圖 8-5　身體評估影片教學

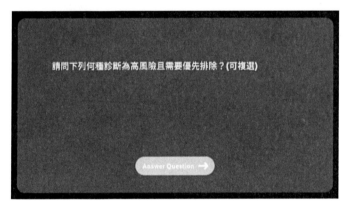

圖 8-6　學習成效評值

兩分鐘試看片
> 專師訓練－呼吸喘

參考文獻

李中一(2004)．測量工具的效度與信度．*臺灣公共衛生雜誌*，*23*(4)，272-281。

謝美玲(2019)．專科護理師臨床批判思考能力之培養．臺灣專科護理師學刊，*6*(2)，11-16。

Barteit, S., Lanfermann, L., Bärnighausen, T., Neuhann, F., & Beiersmann, C. (2021). Augmented, mixed, and virtual reality-based head-mounted devices for medical education: systematic review. *JMIR serious games*, *9*(3), e29080.

Bharathi, A. K. B. G., & Tucker, C. S. (2015). Investigating the impact of interactive immersive virtual reality environments in enhancing task performance in online engineering design activities. In *ASME 2015 International Design Engineering Technical Conferences and Computers and Information in Engineering Conference*. ASME.

Biggs, J. (2014). Constructive alignment in university teaching. *HERDSA Review of Higher Education*, 1, 5-22.

Clarke, V., Lehane, E., Mulcahy, H., & Cotter, P. (2021). Nurse practitioners' implementation of Evidence-Based Practice into routine care: A scoping review. *Worldviews on Evidence-Based Nursing*, 18(3), 180-189. https://doi.org/10.1111/wvn.12510

Dolan, B., & Holt, L. (2008). *Accident and emergency: Theory into practice* (2nd ed.). Baillière Tindall Elsevier.

Hamilton, D., McKechnie, J., Edgerton, E., & Wilson, C. (2021). Immersive virtual reality as a pedagogical tool in education: A systematic literature review of quantitative learning outcomes and experimental design. *Journal of Computers in Education, 8*(1), 1-32.

Ozuru, Y., Briner, S., Kurby, C. A., & McNamara, D. S. (2013). Comparing comprehension measured by multiple-choice and open-ended questions. *Canadian Journal of Experimental Psychology, 67*, 215-227.

Rodriguez, C., Hudson, R., & Niblock, C. (2018). Collaborative learning in architectural education: Benefits of combining conventional studio, virtual design studio and live projects. *British Journal of Educational Technology, 49*(3), 337- 353.

Sankaranarayanan, G., Wooley, L., Hogg, D., Dorozhkin, D., Olasky, J., Chauhan, S., ... Jones, D. B. (2018). Immersive virtual reality-based training improves response in a simulated operating room fre scenario. Surgical Endoscopy and Other Interventional Techniques, 32, 3439-3449.

Sweller, J. (2020). Cognitive load theory and educational technology. *Educational Technology Research and Development, 68*(1), 1-16.

Yoganathan, S., Finch, D. A., Parkin, E., & Pollard, J. (2018). 360° virtual reality video for the acquisition of knot tying skills: A randomized controlled trial. *International Journal of Surgery, 54*, 24-27.

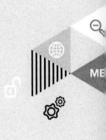

教案六　腎利人生

作者：陳俞琪、陳郁如、黃千祐、于會功、林承霈

　　慢性腎臟病是多種病因所致的病理生理過程，是長時間、不可逆的腎單元數量和功能進行性受損，最終發展成末期腎病(Kasper et al., 2015)。當慢性腎病患者進入末期，並伴隨有尿毒症狀時，就需要進行腎臟替代療法，包含血液透析、腹膜透析、腎臟移植或安寧緩和療護。為確保民眾能在獲取充分資訊之下做出決定，許多醫療院所在討論腎臟替代療法時，會提供醫病共享決策(shared decision making, SDM)，團隊成員包含醫師、腎臟照護衛教師、個案管理師等。

　　衛生福利部自 2016 年開始推動醫病共享決策，以病人為中心的臨床醫療執行過程中兼顧知識、溝通和尊重，並結合醫學實證、民眾偏好與價值，在醫病之間建立共識，達到支持病人做出符合個人偏好的決策（衛生福利部台灣病人安全資訊網，2022）。臨床照護發現病人最在意的是這些治療要如何進行、對健康或日常生活會造成那些限制與阻礙，過去，醫療團隊大多使用紙本、圖片、參觀等形式進行解說，因此不僅醫護人員難以同感病患所面臨之限制與不便，病患或民眾僅從文字或圖片難以解答疑惑，對於實際執行過程更無法理解，醫病之間未能順利達到雙向的交流溝通。研究也指出，衛教師面臨的困難包含個案被轉介時間太晚、腎臟科醫師不了解衛教內容、醫病共享決策輔助工具沒有充分說明預後(Koch-Weser et al., 2021)。有鑑於此，未來發展優化決策輔助工具時，應考量如何

能讓醫療團隊將專業知識與照護經驗，透過有效的溝通方式讓民眾能充分接收與理解訊息，並做到切合真實治療情境，讓病患與新進醫護人員都能經由此工具充分了解實際治療是如何執行，從而設身處地去同理病人將面臨的處境。

　　虛擬實境(virtual reality, VR)沉浸式學習方式，可應用在協助醫療衛生專業學生培養同理心與溝通能力(Dyer et al., 2018; Hu & Lai, 2022; Stargatt et al.,2021)，提高知識層面的學習成效(Shorey & Ng, 2021)，沉浸式虛擬實境通常透過頭盔顯示器或VR 眼鏡，將使用者的視覺、聽覺和其他感覺封閉起來，產生全心投入和沉浸其中的感覺，參與者以自然的方式使用身體進行感知，例如轉頭、移動眼睛、彎下腰、環顧四周等動作產生主觀錯覺，使大腦產生身臨其境的錯覺(Slater & Sanchez-Vives, 2016)。透過虛擬實境之教案能成功帶領學習者進入實務情境，消除想像與縮短真實的距離。本教案設計從病人的視角出發，跟隨病人的就醫旅程實境拍攝，期望能讓醫護實習生、新進醫護人員從病人角度理解面對選擇腎臟替代療法的衝擊與困難，進而培養同理心，具備關懷態度進行醫病溝通，不僅能提升腎臟替代療法專業知能，也能適當執行共享決策，協助病人選擇適當的治療方式。

9-1　教學目的

一、課程概述

　　本教案旨在協助學習者從病人之角度體驗與認識腎臟替代療法，了解各項腎臟替代療法之適應症、限制與執行過程，期望學習者建立對腎臟替代療法的正確知能。教案內容強調應用虛擬實境技術呈現臨床真實性，課程中透過不同型態的溝通方式，帶領進階護理師及各職類新進醫護人員，展演在醫病共享決策之正確溝通技巧。使學習者在認知方面能理解腎臟替代療法，在情意方面能同理治療所帶來的感受，在行動方面醫護學員能運用整合與強化對於末期腎臟病患者的照護、諮詢、溝通協調及教學能力，提供患者優質照護品質。

二、教學目標

1. 了解醫病共享決策(SDM)的概念與意義。

2. 了解醫病共享決策過程之良性有效溝通方式。

3. 了解腎臟替代療法項目與執行方式。

4. 辨識腎臟替代療法四項治療之適應症與限制。

5. 藉由虛擬實境技術從病人視角進入情境感受，培養同理心與關懷態度。

9-2　　教案內容與設計

　　依據教學目標規劃教案內容，本教案包含三部分，第一部分：醫病共享決策溝通方式；第二部分：以病人視角體驗血液透析與腹膜透析；第三部分：從真實場景及實際病友訪談，了解腎臟替代療法項目與執行方式。

　　教案部分內容摘錄如下：

實例　腎利人生

個案基本資料

姓名：陳先生	年齡：52 歲
過去病史：高血壓、糖尿病、痛風、2019 年 5 月經員工體檢發現蛋白尿，就醫後確診慢性腎臟病第三期	
狀況：個案無過敏史，有飲酒習慣，吸菸約兩天一包，偶會自行服用鎮痛加強錠，主訴自一週前開始出現噁心感及足背水腫	

情境劇情(flow of the story)

一、醫病共享決策溝通方式

1. 經由觀察權威型及合作型溝通，學習良性互動之醫護病溝通方式，於實際診間拍攝 VR 能呈現立體的空間感，讓學員能體會病患於門診就醫時的感受。

幕次與主題	內容（對話與動作）
第一幕：權威型溝通	地點：腎臟科門診 ・**陳先生**：「我就過生活而已，怎麼會這麼嚴重？這個都沒有人跟我講啊？怎麼會這樣呢？」 ・**林醫師**：「你還不知道你已經離洗腎很接近了」 ・**陳先生**：「真的這麼嚴重嗎？我人都好好的，腳一點水腫而已。」 ・**林醫師**：「一年半前你的腎臟 100 分只剩 40 分了，這個太嚴重了，快來不及了，只剩 18 分，很多人 15 分就開始出現尿毒症狀，就要準備洗腎了。」 ・**陳先生**：「一定要洗腎嗎？」 ・**林醫師**：「這沒有辦法，一年就少 15 分，照這個速度推算再過 2 個月，你就剛好準備洗腎，現在趕快把血管做好，直接從手上洗，所以我的話，你一定要完全遵守，不能再拖了。」 ・**陳先生**：「沒有任何的選擇了嗎？真的這麼嚴重？」
第二幕：合作型溝通	地點：腎臟科門診 ・**林醫師**：「腎臟功能只剩下 18 分而已，通常剩 5 分就要洗腎了，我想現在很重要的，除了我們第一個在藥物上要好好的控制，我會開給你降血壓、血糖、膽固醇跟尿酸的藥，你要好好吃，另外在飲食上也要控制一下，最重要的就是以你目前的腎臟功能快速惡化的情形，一定要先去了解，萬一有一天要洗腎，要選哪一種方式，我會幫你轉介給我們的衛教師，她會就這一部分作討論跟說明，對於未來腎功能越來越差，需要到這個腎臟替代療法的時候，哪一種方式對你是最合適的，這個需要我們一同來做共同的決定。」 ・**陳先生**：「謝謝主任，我一定盡力配合所有相關的指示，好好調整我的生活作息。」

二、以病人視角體驗血液透析與腹膜透析

　　從病人視角觀察與了解腎臟替代療法，引導學習者建立同理心，由於血液透析及腹膜透析過程，透過口述較難呈現出實際面臨的狀況，在體驗 VR 時，透過視覺、聽覺的立體感，能模擬病人面臨上針時的不安感，另外也能藉由俯視視角，讓學員了解病人自行操作腹膜透析放液時的限制，在課程後能將此感受放入與民眾討論的過程而非單憑想像。

幕次與主題	內容（對話與動作）
第四幕：血液透析	地點：血液透析中心 1. 第一視角體驗血液透析上針過程 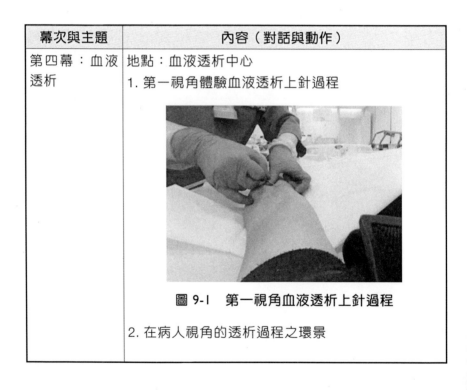 圖 9-1　第一視角血液透析上針過程 2. 在病人視角的透析過程之環景

幕次與主題	內容（對話與動作）
	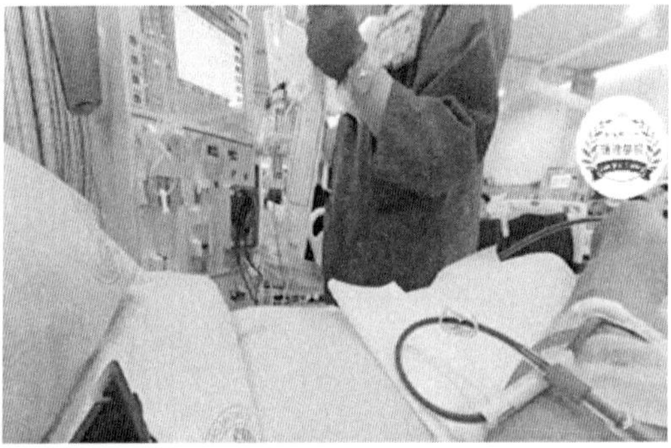 圖 9-2　病人視角血液透析過程
第五幕：腹膜透析	地點：腹膜透析室 （觀看病友清潔環境、洗手、管路清潔） ‧陳先生：「哇！不用每週來醫院，聽起來蠻方便的，我也想再了解一點。」 ‧衛教師：「有一些病人不適合腹膜透析，他有可能是適合做血液透析，因為如果他的肚子有開過刀有沾黏、或者是他眼睛看不清楚、或者是說他手是會抖的這些病人，我們就不適合做腹膜透析哦。」 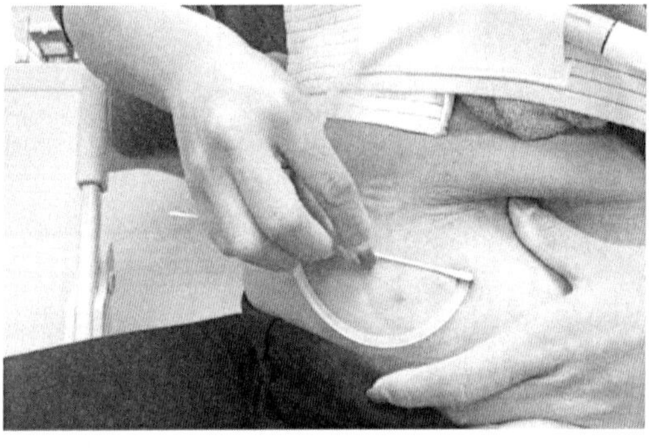 圖 9-3　腹膜透析管路清潔照護

幕次與主題	內容（對話與動作）
	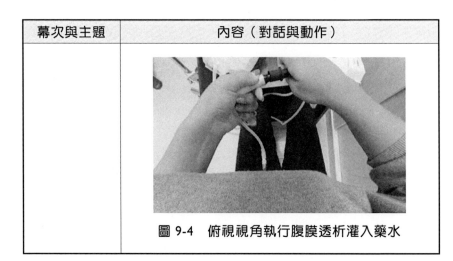圖 9-4　俯視視角執行腹膜透析灌入藥水

三、從真實場景及實際病友訪談，了解腎臟替代療法項目與執行方式

透過多元化的教學，使學員認識替代療法照護模式並了解醫病共享決策(SDM)的概念與意義，由於安寧病房參觀有限制，且設備繁多，運用 VR 環景呈現安寧病房照護，讓學員能了解安寧病房環境氛圍，並就常見迷思提出說明減少不安及錯誤資訊傳遞；移植衛教往往都是由醫師或護理師提供資訊，移植病人為避免感染通常避免到醫院，本教案透過移植病人實際現身說法，口語化呈現病人角度關於開刀、術前準備及術後照護。

幕次與主題	內容（對話與動作）
第七幕：安寧病房	地點：安寧病房 ・動作：護理師幫病人做舒適照護，輔助治療犬陪伴

幕次與主題	內容（對話與動作）
	・**衛教師**：「其實臺灣 2019 年開始就實施病人自主權利法，你跟家人、醫療團隊，經過預立醫療 ACP 的一個自費協商之後，可以簽署預立醫療決定書(AD)。」 ・**陳先生**：「原來如此，如果我已經經過很長時間的努力，也經過醫師、團隊這樣妥善的治療，但我的狀況還是不好，我的腎臟還是不好，我也可以選擇走安寧的療護是嗎？」
第三幕：慢性腎臟病個案管理衛教	地點：慢性腎臟病衛教室 ・**衛教師**：「我們要讓你先有心理準備，讓你知道之後必須要面對的一個治的選擇，選擇上面，國內目前替代療法其實是有血液透析、腹膜透析、安寧、還有腎臟移植這 4 個選項。」
第五幕：腹膜透析	地點：腹膜透析室 ・**衛教師**：「傷口癒合之後其實是可以沖澡的，但如果喜歡游泳或泡澡，其實是需要更多的保護措施，也要去考量到我們洗澡袋的黏性，這些生活習慣都要列入考慮適不適合腹膜透析。」

9-3　評量機制與設計

一、應用 VR 教案特性與操作方法，融合學理知識作為素材並進行學習成效之評值

1. 場景中設定評量測驗，評值學員對醫病共享決策的態度及觀念，完成答題後可繼續觀看教學內容，範例如下：

題目：依照醫病共享決策的精神，當 52 歲陳先生面臨醫療決策時，我們應該如何建議？

選項：

(A)我們會幫你找衛教師提供更多資料，後續我們可以一起討論。

(B)不用多說了，聽我的意見，準備開始血液透析。

(C)直接問病人你想要進行哪種治療？

2. 特定段落插入學習筆記，增強學習者對專業知識之記憶與認知（圖 9-5）。

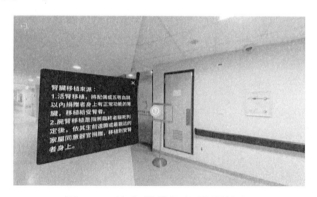

圖 9-5　特定段落插入學習筆記

二、利用 Virti 後臺檢視與分析學員的學習過程與成果

1. 使用者回答問題後，透過後臺分析可以統整使用者學習狀況成效，範例如下：

題目：依照醫病共享決策的精神，當 52 歲陳先生面臨醫療決策時，我們應該如何建議？

選項：

(A) 我們會幫你找衛教師提供更多資料，後續我們可以一起討論。(正解)

(B) 不用多說了，聽我的意見，準備開始血液透析。
（回饋：權威溝通態度可能忽略病人真實想法，失去做選擇的機會）

(C) 直接詢問病人你想要進行哪種治療？
（回饋：當病人對於議題不了解時，應給予選項溝通）

2. 使用課後滿意度問卷進行評值。

Progress Over Time

Export

USER	PROGRESS	FIRST SCORE	BEST SCORE	IMPROVEMENT	LAST SEEN
郁如 陳		0%	50%	50%	06/24/2023
nycu son37		100%	100%	0%	06/21/2023

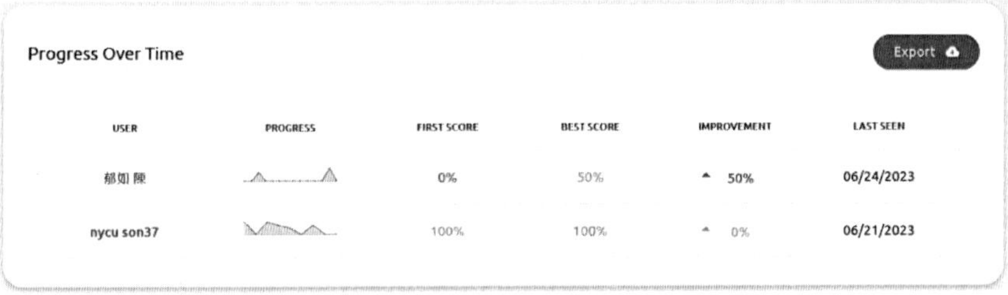

圖 9-6　從後臺觀看學生之學習成效

9-4　教學成效與回饋

一、學生使用 VR 教案的感受與經驗分享

學員體驗後皆表示使用 VR 教案相較於傳統 2D 影片教學，能夠更輕鬆愉快的學習各項腎臟替代療法之適應症與禁忌症，並更具有臨場感，可以幫助自己去同理病人當時的感覺。各職類醫事人員則從中體會到病人在面臨透析治療時的不適與

情緒不安，從病人的第一視角帶來的感受是與以往截然不同的
學習體驗。

1. 富有臨場感，能同理病人對治療的感受。
   - 醫師 A：「當醫師這麼久，每天去打管子開透析處方，第一次知道被上針的感覺。」
   - 學生 A：「以前在醫院實習的時候，曾經有陪著病人去做血液透析室的經驗，我覺得用 VR 的技術呈現出來的樣子，就是可以把真實的狀況完整的呈現出來，很清楚。」
   - 護理師 A：「看到針的時候，不自主會發出哇的聲音，那個針這麼粗，上針時跟著抖了一下，每週還要打三次，每次都是兩針，用說的那麼輕巧，實際上卻不是這樣。」

2. 了解有效醫病共享決策溝通模式。
   - 醫師 B：「手上也有未來可能要透析的病人，很有臨場感，我一邊看他們的對話一邊想，原來我漏掉了這些，這些內容我下次在診間遇到病人的時候可以這樣說。」
   - 學生 B：「影片中第一段、第二段有特別跳出需要觀察的地方，其實平常跟診，不會留意到態度的不對，但從旁觀的角度看，好像真的有點不舒服。」

3. 深刻了解腎臟替代療法項目與執行方式。
   - 醫師 C：「整體播放順暢，可以清楚知道血液透析、腹膜透析怎麼進行，其實之前不知道安寧跟移植也是腎臟替代療法。」

❥ **醫師 D**：「對於進入臨床有照顧過病人的角度來說，覺得影片很有參考價值，在不同的替代療法都有很多可以學習的地方。」

二、操作 VR 設備時的注意事項

1. 使用前需向學習者提供清楚的操作說明，包含 VR 眼鏡或平板電腦操作方式，Virti 系統平臺各項互動功能。

2. 體驗場域的網路速度會影響 VR 教學影片觀賞的品質，部分防毒軟體防火牆會阻擋 Virti 平臺。

3. 有眩暈、癲癇、青光眼等病史者，使用 VR 眼鏡會有暈眩感，可改用平板操作。

9-5　結　論

一、教案設計－專業知能與臨床照護經驗的導入

　　對於慢性腎臟病患者，醫護團隊努力維持腎臟功能之外，在正確的時間點提供腎臟替代療法的訊息也極為重要，在運用 SDM 工具前，醫護人員必須對各種療法都有詳細的認識才能協助病人進行討論，此 VR 教案藉由實景拍攝，提供真實案例情境，與跨團隊臨床專家討論後，呈現各項腎臟替代療法的進行方式及優缺點，讓學員了解運用 SDM 之時機點，學員可選擇用看微電影方式，觀看完整劇情了解從腎臟日常照護、腎臟替代療法、SDM 等整體進行方式，由於 Virti 平臺上可規劃分幕分段，亦可以將教案分段閱讀，根據個人時間分配做出有效學習。

腎臟替代療法會伴隨末期腎臟病患者終生，做出正確不後悔的決定對病人來說相當重要，然而治療過程較難用圖片、文字充分表達，本教案透過 VR 實景拍攝病人血液透析上針、腹膜透析銜接藥水等過程，加強醫事人員之同理心，並且於實際與病人討論時，能站在病人角度去思考是否能正確操作執行，若遇到傳染病盛行，就醫訪視相對不便，本教案具有網路使用之便利性，可幫助病人藉此管道獲取更多資訊，做出適合自己之決策。

二、拍攝過程困境

設計與拍攝教案過程中遇到的狀況及解決方式：

（一）場景及分鏡設計

教案中需要呈現第一視角，以透析上針為例，由於上針後無法再移除重來，若要再次拍攝必須再與病患約定額外拍攝日期，在設計腳本時，就攝影機架設、分幕諮詢技術專家意見，於事前進行多次彩排確認影片效果，學習筆記經過腎臟科醫療團隊確認，並於完成教案後蒐集學員回饋後進行劇情微調。

（二）標準病人及實際拍攝

由於在醫院實景拍攝，收音、拍攝場地需要與場地負責人確認，事前與病人溝通劇情及動作，並運用平板裝置即時監控拍攝成果，由於 360 度攝影機與一般相機手機不同，運用模擬教具讓病人提前適應攝影機裝置，尊重病人身體自主、維護隱私，透過事前演練減少病人實際做治療時被打擾的時間。

三、利用 VR 設計教案對進階護理師能力培養之效益

　　透過 VR 教案運用於臨床中，無論是新進醫師、個管師、臨床護理師、進階護理師等，於 VR 體驗過程中，學習運用醫病共享決策進行會談、加強專業知識資訊及由病人視角體驗感受，在未來臨床上遇到相關溝通與諮詢技巧都能更順利執行和理解。

四、未來於教學或臨床的可應用性探討

　　本教案除使用於醫病共享決策之推行，亦涵蓋腎臟替代療法相關知識，持續透過問卷蒐集學員之反饋，進行教案優化改良，未來規劃運用此 VR 教案於病人及家屬，藉由觀看完整的醫病共享決策歷程，對於整體腎臟替代療法有完整認識，破除部分迷思，並能依據個人年紀、共病症、家庭條件，去思考最適合個人之治療，醫事人員能運用此教材作為未來與病人溝通決策時之輔助工具，在適當的時機點給予病人充分資訊選擇適合之腎臟替代療法。

9-6　　Virti 使用之說明

1. 本教案運用於新進醫事人員、實習護生、實習醫學生，使用時機為剛開始照護腎臟科病人第一週，透過課程說明，講解教案教學目標、平臺及影片操作說明，平臺操作簡單易學，學習者可獨自操作，若想要有較佳體驗，可搭配 VR 眼鏡進行沉浸式學習、亦可使用桌機、平板進行課程。

2. 於常規教學中，授課教師可依據課程安排選擇適合之章節，
   為使整體教學順暢，於課前先給予學生平臺操作、設備使用
   說明，使學生不需要移動至醫院便可以真實體驗腎臟替代療
   法情境。

兩分鐘試看片
➤ 腎利人生

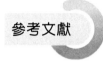

參考文獻

衛生福利部台灣病人安全資訊網（2022，6 月 29 日）‧*醫病共享決策簡介*。〔Ministry of Health and Welfare Taiwan Patient Safety Net.（2022, June 29）Introduction to medical and patient sharing decision making.〕https://www.patientsafety.mohw.gov.tw/xmdoc/cont?xsmsid=0M097527397785648684

Dyer, E., Swartzlander, B. J., & Gugliucci, M. R. (2018). Using virtual reality in medical education to teach empathy. *Journal of the Medical Library Association, 106*(4), 498-500. https://doi.org/10.5195/jmla.2018.518

Hu, S., & Lai, B. W. P. (2022). Increasing empathy for children in dental students using virtual reality. *International Journal of Paediatric Dentistry, 32*(6), 793-800. https://doi.org/10.1111/ipd.12957

Kasper, D., Fauci, A., Hauser, S., Longo, D., Jameson, J., & Loscalzo, J. (2015). *Harrison's principles of internal medicine* (19th ed.). Mcgraw-hill.

Koch-Weser, S., Porteny, T., Rifkin, D. E., Isakova, T., Gordon, E. J., Rossi, A., Baumblatt, G. L., St Clair Russell, J., Damron, K. C., Wofford, S., Agarwal, A., Weiner, D. E., & Ladin, K. (2021). Patient education for kidney failure treatment: A mixed-methods study. *American Journal of Kidney Diseases, 78*(5), 690-699. https://doi.org/10.1053/j.ajkd.2021.02.334

Shorey, S., & Ng, E. D. (2021). The use of virtual reality simulation among nursing students and registered nurses: A systematic review. *Nurse Education Today, 98*, 104662. https://doi.org/10.1016/j.nedt.2020.104662

Slater, M., & Sanchez-Vives, M. V. (2016). Enhancing our lives with immersive virtual reality [Opinion]. *Frontiers in Robotics and AI, 3*. https://doi.org/10.3389/frobt.2016.00074

Stargatt, J., Bhar, S., Petrovich, T., Bhowmik, J., Sykes, D., & Burns, K. (2021). The effects of virtual reality-based education on empathy and understanding of the physical environment for dementia care workers in Australia: A controlled study. *Journal of Alzheimer's Disease, 84*(3), 1247-1257. https://doi.org/10.3233/jad-210723

CHAPTER 10

教案七 安寧療護瀕死症狀辨識與照護

作者：林承霈、黃苶楹、劉曉菁、吳佩儒

　　生命末期議題之醫護教育一直以來都相當困難且抽象，安寧療護／生命末期照護之技術練習亦缺乏。華人文化中避談生死且報喜不報憂也增加安寧療護教育推展上之困難。目前安寧療護護理教育常見困境為：(1)學校教育對安寧療護與末期臨終照護缺乏系統性規劃；(2)教育訓練忽視舒適護理、溝通、倫理等議題；(3)大部分的在職訓練僅仰賴少數專業團體的堅持及努力；(4)缺乏安寧療護與末期臨終照護學理及實務兼具的師資；以及(5)依賴模式的護理教育，僵化護生思考，延宕護理人員從新手到專家的成長機會（賴、楊、趙，2009）。透過虛擬實境的介入，學生（員）不僅能夠沉浸於疾病末期照護之臨場感，更能透過科技輔助教學，全面、即時且反覆地讓學生進行自學以訓練批判思考與決策能力。虛擬實境介入能增加學生（員）學習動機且突破生命末期照護實習可遇不可求且可能沒有重複練習機會（因為病人可能已經臨終）之困境，更能在教學師資不足的情況下提供另一種新穎且有效率之學習模式。虛擬實境的另一個優點為同時增強學生（員）之認知（例如：安寧療護與生命末期照護之知識）與情意（例如：如何同理病人因疾病造成之苦難以及家屬在面臨困難抉擇時之心理糾結，以提供以病人為焦點、家庭為中心之護理照護）能力，以提升全人關懷之末期護理照護品質。

10-1　教學目的與目標

一、教學目的

　　當病人歷經治癒性治療或緩和性治療後，疾病仍無法緩解導致生命進入末期而產生的生理症狀稱為瀕死症狀（許禮安等人，2021）。醫療人員與家屬看到病人之瀕死症狀時常感到焦慮且不知所措，了解病人常見瀕死症狀及照護困境，並且提供合適的瀕死照護為重要教育訓練議題。醫療人員應該藉由敏銳之觀察，提供家屬正確資訊及引導其進行病人死亡準備，以期提升病人生命末期照護品質，達到病人善終與家屬善別與善活以及醫療團隊能善待病人之目標。本教案將針對以下主題進行示範與教學：

1. 口腔黏膜出血與血塊、痰塊如何進行口腔清潔與護理。

2. 瀕死嘎嘎聲(death rattle)執行抽痰的評估思辨以及較合適照護方式。

3. 臨終譫妄(delirium)執行四肢約束的評估思辨以及較合適照護方式。

4. 病人死亡及撤除氣管內管後，張口狀態與牙齒咬舌頭該如何復位。

一、教學目標

1. 認知目標：

　　(1) 能正確評估病人之瀕死症狀與其病理機轉。

　　(2) 能分辨病人症狀處理優先順序。

2. **技能目標：**

(1) 能依照不同瀕死症狀提供合適照護（回覆示教）。

(2) 能提供家屬正確知識並且引導家屬協助瀕死照護。

(3) 能同理家屬於照護過程中之哀傷反應並陪伴。

3. **情意目標：**

(1) 能對病人與家屬提供關懷、尊重且個別化之瀕死照護。

(2) 視死亡過程為生命正常過程之一部分。

(3) 能正向面對病人死亡的過程並且覺察醫療人員本身之失落與哀傷反應。

10-2　　教案內容與腳本

教案內容

　　張小花女士 89 歲，半年前喪夫，與案子、案媳同住，案二女與案三女皆在外地唸書，10 年前曾因為心肌梗塞(myocardial infarction)進行心臟繞道手術，在疾病歷程中也被診斷有心房震顫(atrial fibrillation)與充血性心臟衰竭(congestive heart failure)，平日定時服藥進行疾病控制（例如：Warfarin, Digoxin, Furosemide, Enalapril, Potassium 與 Aspirin）。3 年前被診斷右胸乳癌(breast cancer)，因轉移至淋巴結與骨頭，經醫師評估並與家人討論後，決定不進行手術，改接受化學治療與放射線治療，期間共進行 28 次化療、30 次放射線治療，亦搭配口服標靶藥物，並定期追蹤癌症病況。原本張小花女士都能自我照顧並完成生活瑣事（例如：煮飯、沐浴、買菜與打掃家務

等），於今年年初開始張小花女士明顯感覺身體功能下降，食慾與活動力變差、體重明顯減輕，三餐與家務皆由案媳協助打理，倘若身體不適，則依靠案子帶她回診。這一個月，張小花女士因身體多處疼痛、一動就喘、反覆感染，頻繁進出醫院進行症狀控制，化學治療也暫停，此次因休克、呼吸喘、感染入院，於急診置入氣管內管後轉入加護病房住了一個月，因病況不如預期，家人不捨張小花女士受苦，會診安寧療護經過多次家庭會議討論，並經由兩位專科醫師評估判定符合末期病人撤除維生醫療等條件，昨日撤除氣管內管後，生命徵象不穩定，安寧共同照護護理師與家人討論，決定轉入安寧病房行症狀控制與臨終照護，張小花女士虛弱、呼吸費力、右胸疼痛、腰背痠麻痛、右上肢與雙下肢水腫，日常生活活動(Activities of Daily Living, ADL)需完全協助，會因疼痛不斷要求止痛藥物，疼痛控制困難，病況不穩定，近日由案女兒們陪伴照護。

情境劇情(flow of the story)

情境一　口腔黏膜出血與口腔護理

場景	劇情	補充說明
安寧病房內	・**案長女**：「媽媽的嘴巴都打不開，一碰她就流血了，是不是不要碰她比較好，但她看起來很不舒服，她最愛漂亮了。」 ・**護理師**（一邊說一邊做）：「我們一起來看，媽媽因為之前化療的	

關係，口腔黏膜都破了，現在身體功能慢慢在衰退，你看身上也很多紫斑跟出血點，所以凝血功能也大大受影響，口腔黏膜容易流血也是有相關的。一般我們可以先用口腔海綿棒沾綠茶水幫媽媽清潔口腔，如果媽媽很痛也可以跟醫師討論在協助清潔口腔前，先讓媽媽使用含止痛成分的漱口水漱口，或是給予止痛藥物，等藥效發揮後再開始協助清潔，你看媽媽的嘴巴被之前的血漬沾粘住了，硬清掉可能會導致流血，我們可以先使用口腔海綿棒沾橄欖油先軟化血漬或痰塊，再協助清除，可以減少流血機率，若真的流血可以先加壓止血，如果仍無法止血，可以使用棉籤沾取止血藥物加壓止血，協助口腔清潔後我們再用口腔海綿棒沾橄欖油塗抹口腔黏膜協助口腔保濕，因為媽媽都張口呼吸，嘴巴開開的，口腔就容易乾，橄欖油塗抹口腔黏膜，可以協助口腔保濕，媽媽也會比較舒服。」

- **案長女**：「媽媽這樣看起來舒服多了，謝謝護理師的幫忙。」

情境二　瀕死前嘎嘎聲(Death rattle)與處置

場景	劇情	補充說明
安寧病房內	• **案長女**按鈴表示：「護理師護理師，我媽媽看起來喉嚨一直都有痰，好像卡住，半小時前才剛抽過痰，怎麼又有了，他看起來很不舒服，你要不要趕快來一下？」 • **護理師**：「好的，我馬上過去。」 • 護理師來到病人身邊，案子看到護理師進來後立即由椅子上站起來，握著張小花女士的手…… • **案長女**焦急狀：「護理師！快！我媽媽叫不醒耶！呼吸怪怪的，是不是痰卡住了，缺氧！趕快幫他抽痰！」 • **護理師**進行身體評估並使用聽診器仔細聽診呼吸音，確認張小花女士已呈現彌留狀態，柔聲的對案子說：「媽媽現在身體有一個變化，你聽有痰的聲音，通常是當咽喉肌肉吞嚥功能變差，口水等分泌物會聚集在咽喉深部，或是喉嚨和上胸部積聚唾液和支氣管分泌物等液體，而聽到隨呼吸產生的喉嚨呼嚕音，臨床上我們常稱為死亡嘎嘎音，也是媽媽在告訴我們，能陪伴我們的時間越來越短暫了。」	Death rattle 可能原因為： 1. 咽喉肌肉吞嚥功能變差，口水等分泌物會聚集在咽喉深部，或是喉嚨和上胸部積聚唾液和支氣管分泌物等液體 2. 繼發於感染或肺部疾病的支氣管分泌物積聚，而聽到隨呼吸產生的喉嚨呼嚕音(Kolb et al., 2018；Van Esch et al., 2021)

場景	劇情	補充說明
	・案長女說：「那需要抽痰嗎？那她會不舒服嗎？那我還能做什麼呢？」 ・護理師：「這聲音並不會造成病人不舒服，抽痰常無法改善此現象，甚至因抽痰而出血，有時媽媽會出現呼吸不規律、速度淺快、張口呼吸、或間歇出現呼吸暫停數十秒的現象，這是呼吸中樞退化衰竭的一個重要徵象。」 ・案長女：「那就這樣放著什麼都不做嗎？」 ・護理師（邊說邊做）：「來，我們一起來幫媽媽挪動一下姿勢，看能不能讓媽媽舒服一點，我們可以抬高床頭或翻身側臥，有時候這樣可以讓呼吸聲音較小些。我們也可以看看嘴巴裡面，來你看，如果口腔有黏液或痰可用口腔海綿棒將口腔黏液與痰清出，因為這時候抽痰常會增加病人的不舒服，所以我們用口腔海綿棒來幫助媽媽清除分泌物。如果口腔乾燥，可以使用口腔海綿棒沾綠茶水經常給予口腔清潔，並使用橄欖油協助潤濕。另外我們可以再與醫師討論是否需要減少靜脈輸液量或給予抗膽鹼藥物(Scopolamine)以減少分泌物。」	Death rattle 治療方法 1. 藥物：抗毒蕈鹼藥物治療預計不會去除現有的分泌物，但可以防止新的分泌物產生 2. 非藥物：建議將病人從仰臥位重新定位為側臥位或直立位可能會改善症狀 3 治療肺部感染：曾有研究指出肺炎病人發生 Death rattle 的可能性是沒有感染的病人的兩倍，故若肺部有感染情形，應治療感染 (Kolb et al., 2018) 臨終者經常會遇到口渴、口乾等症狀，然而，這些症狀不一定被理解為脫水的指標，意識清醒的病人很少出現這些症狀，而口腔護理足以緩解

場景	劇情	補充說明
	• 案長女：「媽媽看起來舒服多了，謝謝護理師，再麻煩護理師跟醫師討論了」	口渴口乾不適症狀 (Suchner et al., 2019)

情境三　臨終譫妄與處置

場景	劇情	補充說明
安寧病房內	• 案長女：「護理師！我媽媽一直在大叫，還一直扯衣服、扯管子，剛剛還一直想要爬下床，他發生什麼事了，這樣好危險，我看加護病房護理師都把她綁起來，要綁嗎？可以不綁嗎？」 • 選擇題：請問此情境下，是否需要將病人約束？ 約束之情境： • 案長女：「護理師！媽媽太危險了，我們還是把她綁起來好了」。 • 護理師：「你先幫忙我，小心不要讓她受傷，我打個電話」。 • 案長女：「媽媽你先冷靜！」 • 護理師立即拿起電話：「喂喂⋯小菁小菁！你幫我拿約束過來，我病人一直很躁動，快要摔下來了，謝謝你！趕快過來喔！」 （過程病人極力掙扎，不斷仰臥起坐與揮動四肢！）	Terminal dehydration：臨終脫水在死亡階段廣義上的理解非自願脫水，可能的原因有： 1. 體液流失過多：由持續嘔吐、腹瀉或出汗引起的，或可能基於缺乏白蛋白時膠體滲透壓降低或器官功能障礙（肝臟或心臟功能不全）導致組織水腫／積液（腹水、胸腔積液）的血管內液體不足 2. 攝入減少：由於口腔、喉嚨或食道的疼痛或阻塞過程導致吞嚥困難，進而液體攝入困難

場景	劇情	補充說明
	・**案長女**：「媽媽！」 （案長女與護理師一邊抓著長女士的手，一邊保護張女士，預防她抓傷自己及預防從床上跌落） ・**護理師**：「你躺好！沒事沒事！張女士！！你放輕鬆你放輕鬆！」。 （此時同事小菁拿著約束帶快速走來。） ・**護理師**：「快點快點給我幫我綁一下！她快要掉下來了！沒事沒事哦！！小心一點小心一點！」 ・**案長女**：「媽媽這樣子你會受傷！」 ・**護理師**：「阿姨！這裡動作要快！動的太厲害了！」 ・**案長女**：「媽媽先不要動，你這樣會受傷！不要這樣不要這樣！」 ・**護理師**：「放輕鬆！放輕鬆！快好了快好了！」 ・**案長女**：「媽媽冷靜！」 （兩位護理師與案長女一邊協助將長女士的手壓在床上，一邊使用約束帶將手固定在兩側床欄）	3. 自願導致脫水：對於限制生命的意圖，病人可以避免飲用液體；病人沒有注意到脫水 4. 意識模糊或抑鬱引起的液體攝入量減少(Suchner et al., 2019) 「譫妄(delirium)」是末期臨終病人常見的症狀，可能導致的原因包括電解質不平衡、腦部轉移、感染、肝衰竭、腦部缺氧，甚至出現幻覺，看見死去的親人。須向家屬解釋並以病人安全為考量，提供適切的用藥且人性化的照護
	不約束之情境： ・**護理師**來到病床旁，柔聲安撫張女士（一邊說一邊握著張女士的手）：「張女士，我是照顧你的護理師喔，兒子也在你身邊喔！不要害怕，我們陪著你。」	辭土也稱謝土、踩土，指的是有年紀的老人家彷彿知道自己的臨終之日，在人往生的前幾天會進行一些動作，彷彿在告別

場景	劇情	補充說明
	• **護理師**對案長女說：「病人這常是因為大腦非特異性功能失調，造成病人定向力與辨識能力降低，常是多重因素，部分無法找到原因；或者雖然可以找出確定病因（例如肝衰竭或腦部多處轉移），卻是無法回復的。因此我們在找原因時會先考慮病人的舒適性，避免侵襲性的檢查（如抽脊髓或電腦斷層攝影等）盡力找出任何可以矯正的因素，但倘若病因不易治療，還是會以症狀處理為優先原則。所以我們現在以媽媽的舒適、安全為主，可以帶一些媽媽所熟悉的物品像棉被、床旁物品等，如果媽媽看起來很煩燥、不安或害怕，我們可以握握媽媽的手，告訴她你是誰，你會陪著她，要保護媽媽不要讓媽媽受傷喔，當然我們也需要跟醫師一起討論，需要時是不是給予一些安眠鎮靜類的藥物讓媽媽可以休息。現在媽媽看起來想下床的樣子，你可以跟我一起，我們一起來幫助媽媽下來站一站，好嗎？」 • **案長女**：「好的。」 （護理師與案長女一起協助病人由床上站於床旁，病人踏了一下地後，回到床上即睡著了。）	這個世界，故通常在臨床上病人躁動不安，雖然沒有力氣卻一直想要下床，甚至直接表達想要下床，而另一個說法於西藏生死書中有提到「臨終死亡過程五大崩解」，五大元素是指地、水、火、風、空五大元素，其中地的崩解為身體開始失掉它的一切力量，一點力氣也沒有，坐不起來、挺不直、也無法握住任何東西、無法撐住頭部，覺得好像在掉落，故臨床上如果有足夠的人力保護病人安全，會協助病人下床踩地，但若人手不足或是病人管路太多有風險，則會協助病人的手觸摸床面，並安撫病人已躺於床上，減少不安、害怕。

情境四　撤除氣管內管後，舌頭外露之復位

場景	劇情	補充說明
安寧病房內	・**案長女**：「護理師，可以再幫媽媽一個忙嗎，媽媽之前管子插太久了，舌頭都露出來，一緊張的時候就會被牙齒咬住，看起來不舒服，也不好看。」 ・**護理師**：「我們先評估口腔狀況，包括雙頰肌肉是否僵硬？口腔有無異物阻塞？進行口腔清潔後，輕按揉雙頰肌肉放鬆後，壓額抬顎法打開病人氣道，手拿不織布紗布包裹外露的舌頭，將舌頭推回至口腔內，再以毛巾捲軸置於下顎，幫助嘴巴閉闔。」 ・**案長女**：「真的是謝謝你，媽媽現在看起來舒服多了，好像沒那麼痛苦了！」 ・**護理師**：「這是一段很不容易的過程，我們也希望可以幫上一點忙，讓媽媽可以舒服一點，讓我們一起努力吧。」	

10-3　評量標的與設計

1. 情境一：能正確評估口腔黏膜破損等級，根據評估結果給予合適之護理照護，並且鼓勵及教導家屬協助病人執行口腔護理。

2. 情境二：能正確辨識瀕死嘎嘎聲並且了解其機轉，根據評估結果給予合適之護理照護，並且提供家屬正確資訊與引導家屬陪伴病人。

3. 情境三：能正確辨識臨終譫妄並且了解其機轉，根據評估結果給予合適之護理照護，並且提供家屬正確資訊與引導家屬陪伴病人。

4. 情境四：能正確評估撤除氣管內管後，舌頭外露無法縮回原因，根據評估結果給予合適之護理照護，並且提供家屬正確資訊與引導家屬陪伴病人。

5. 綜合評估病人身體條件與各項診斷，以判斷是否為瀕死病人。

6. 當病人處於臨終階段，立刻聯絡家屬及醫療委任代理人。

7. 當病人出現瀕死症狀，能適時給予舒適照護，緩解不適症狀，並評估病人及家屬生、心、靈需求，給予協助或適時轉介其他專科團隊。

10-4　教學成效回饋與討論

一、第一人稱視角增強沉浸感

　　本沉浸式體驗教案透過第一人稱視角讓體驗者能更身歷其境以感受病人生命末期時可能產生之症狀以及照護需求。此外，本教案亦賦予體驗者成為末期病人家屬之角色，教案中之護理師與另一位陪病家屬在過程中也會與體驗者對話與互動以

增加臨場感。透過 360 度全景拍攝，讓體驗者能夠觀察提供安寧緩和療護時之病房環境，讓體驗者能更融入學習（圖 10-1）。

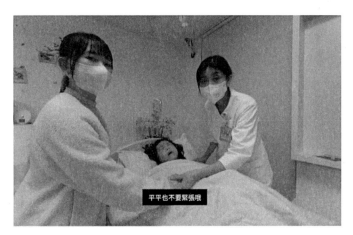

平平也不要緊張哦

圖 10-1　第一人稱視角增加沉浸感

二、問答互動與重複撥放複習

　　本教案亦於每一情境間設計問答題，及時檢視體驗者對於末期病人安寧緩和療護之相關知識，體驗者之選擇會銜接至下一幕之劇情內容，讓體驗者能更深刻將知識內化，並能得知選擇之照護方式所造成的後續結果為何？假若體驗者選擇較不合宜之照護模式，前一幕劇情將重複演出，無法進入下一幕劇情，讓體驗者可以有機會重複觀看內容並且再次學習並記憶（圖 10-2、圖 10-3）。

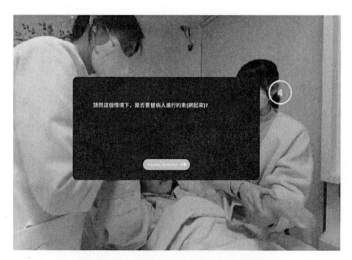

圖 10-2　根據情境提出臨床問題

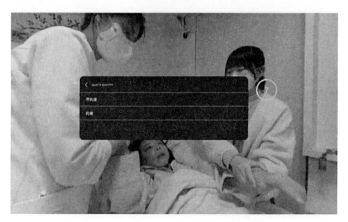

圖 10-3　學員學習後進行作答

三、2D 聚焦鏡頭記錄細節

本教案除了有 360 度全景拍攝外，更鑲嵌 2D 之聚焦鏡頭，將重要末期症狀控制之護理技術流程與步驟清楚記錄，讓體驗者除了能有全貌的了解，更能熟習技術細節（圖 10-4）。

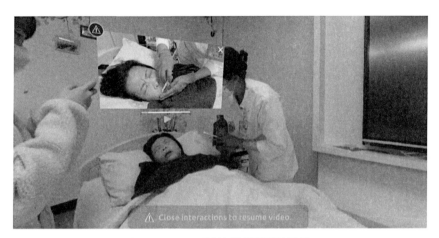

圖 10-4　2D 聚焦鏡頭記錄細節

四、文字框強調重要學理知識

　　重要學理知識以及臨床筆記以文字框在相對應照護過程中彈出以補充相關研究證據與學理知識，加強體驗者以實證為基礎之照護技能（圖 10-5、圖 10-6）。

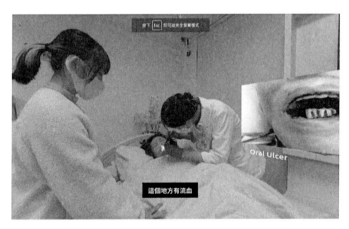

圖 10-5　臨床圖片彈出提供實際範例

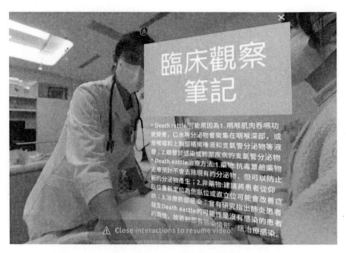

圖 10-6　文字框彈出補充重要學理知識

五、精簡單元式劇情設計

　　每一情境劇情平均 10~15 分鐘，一共四個情境，透過精簡的情境內容避免體驗者長時間配戴 VR 設備時可能產生之暈眩感，且能避免體驗者失去專注力。本教案使用上具彈性，可根據教學者需求進行調整。每個情境可獨立成為次教案進行教學與討論，亦可連貫撥放成為一較長教案，唯視教學目標與計畫設定。

10-5　結　論

　　藉由此虛擬實境教案，學生（員）能有機會在進入臨床實際照護生命末期病人前進行認知與情意能力培養與準備。透過建立明確之學習目標，並且搭配線上學習與評價平臺逐步檢視

學習成效與反饋，讓困難且抽象的安寧療護照護技能透過結構化之教學設計以及評量原則得以普及護理教育中。期待此教案能提供國內護理教育師資設計安寧療護教案與訓練相關課程之參考，突破華人文化避談生死之困境，讓生命末期照護成為連續性照護之一部分且視死亡過程為生命正常過程之一部分，讓學生（員）能針對病人與家屬需求提供關懷、尊重且個別化之瀕死照護，能更正向的面對病人死亡的過程並且面對醫療人員本身之哀傷反應。

兩分鐘試看片
➤ 安寧教案

參考文獻

許禮安、黃裕雯、高碧月、高以信、根秀欽、許煌汶(2018)．*安寧緩和療護*（二版）．華杏。

賴維淑、楊婉萍、趙可式(2009)．安寧療護的教育－護生、一般護理人員及專科護理師．*護理雜誌，56*(1)，11-16。https://doi.org/10.6224/JN.56.1.11

Cherniack, N. S., Longobardo, G., & Evangelista, C. J. (2005). Causes of Cheyne-stokes respiration. *Neurocritical care, 3*(3), 271-279.

Kolb, H., Snowden, A., & Stevens, E. (2018). Systematic review and narrative summary：treatments for and risk factors associated with respiratory tract secretions (death rattle) in the dying adult. *Journal of advanced nursing, 74*(7), 1446-1462.

Naughton, M. T. (1998). Pathophysiology and treatment of Cheyne-Stokes respiration. *Thorax, 53*(6), 514-518.

Suchner, U., Reudelsterz, C., & Gog, C. (2019). How to manage terminal dehydration. *Der Anaesthesist, 68*(1), 63-75.

Suchner U, Reudelsterz C, Gog C. (2019). "Terminal" dehydration：Differential diagnosis and body of evidence. *Med Klin Intensivmed Notfmed, 114*(4)：355-368. DOI：10.1007/s00063-019-0583-6. PMID：30968188.

Van Esch, H. J., Van Zuylen, L., Geijteman, E. C., Oomen-de Hoop, E., Huisman, B. A., Noordzij-Nooteboom, H. S., ... & Van Der Rijt, C. C. (2021). Effect of prophylactic subcutaneous scopolamine butylbromide on death rattle in patients at the end of life：The SILENCE randomized clinical trial. *Jama, 326*(13), 1268-1276.

CHAPTER 11

教案八　兒科護理學：小睿發展評估

作者：劉佩青、劉芷伶、楊予欣

　　兒童發展為探討「人」初始起至成年期前，各個階段的成長形式及改變，並藉由科學方法解釋這些變化所代表之涵義。兒童護理的特色在於，當病人處於不同年齡階段時，不論是行為或認知，皆擁有許多差異，故而影響了照護方式。學習兒童發展不僅能探索自身成長的意義，在護理上更能協助兒科醫護人員客製化的照顧這群無法有效表達自己的「小病人」。

　　兒童發展為兒科護理師之基本知識，而「兒童發展評估」則需要更多的經驗及技巧。每個兒童擁有不同的氣質及行為模式，評估過程往往意外連連，順利地完成評估常充滿了挑戰。

　　本教案邀請經驗豐富之兒童加護病房護理師擔任演員及技術指導，並利用虛擬實境 (Virtual reality, VR) 具沉浸感 (Immersion) 之特點，讓學習者猶如親臨評估現場。教案中更穿插真實兒童受評估時之 2D 影片，力求學習者能實際感受評估過程並學習進階護理師應具備的評估能力及應對技巧。

11-1　　教學目的

　　由於臨床護理工作的繁重，以致在某些醫療院所中，兒童發展評估改由職能治療師在執行早期療育前，作為治療之評估依據。然而護理師實則為接觸兒童最頻繁且深入的角色，因此充分了解兒童不同時期之發展特色，並內化成護理評估之一

環，更能早期發現有早期療育需求的兒童。本教案於臨床環境取景，並以新手父母作為主角，讓體驗者能針對以下主題進行體驗及學習：

1. **主題一**：學習判讀兒童發展評估測驗之時機。
2. **主題二**：學習兒童發展評估施行步驟。
3. **主題三**：學習判讀兒童發展評估結果。

　　期望能達成之目標包含：

1. **認知目標**：能正確判斷發展評估之時機點，並安排合適的評估環境。
2. **情意目標**：能感受家屬對於兒童之焦慮及緊張情緒，並給予適當的安撫及關懷。
3. **技能目標**：能正確操作兒童發展評估之步驟，並適當的判讀其評估結果。

11-2　教案內容與腳本

一、教案劇本之分享

　　本劇本共包含三幕，內容針對兒童發展評估開始之契機至實際評估結束所演繹，讓學習者能完整體驗評估的過程。然而因教案設計之目標為為綜觀性的學習施測的時機、過程及結果，因此無法針對各項測驗題向一一演繹。以下針對設計之細節說明。

（一）故事設計背景

「小睿（本劇主角）因急性細支氣管炎入住小兒感染病房，12 月 30 日即將滿 1 歲。小睿的媽媽是位年輕的新手媽媽，對於育兒常常感到焦慮，常擔心小睿的發展落後其他的兒童。而小睿爸爸個性較樂觀，但仍無法安撫到小睿媽媽時常緊張的情緒。因此小睿媽媽希望請護理人員協助評估發展狀況。」

呼吸道感染為臨床上住院兒童之常見診斷，在照護上常有感染及呼吸道清除功能失效等照護問題，病童多可維持日常活動，但易出現倦怠或不停哭鬧，故適合作為本教案之設計背景。筆者曾試想若以腦瘤、癲癇或其他罕見疾病作為兒童診斷，上述主題之罹病兒童常有發展遲緩狀況，不僅可看出評估之特異性，且能增加評估難度。然而考量拍攝難度及推廣性，本次先以較常見之狀況作為設計背景。

（二）角色介紹

♣小睿

為 11 個月又 20 天大之幼童，無過去病史，平時健康狀況良好。本次因感染細支氣管炎入院，至今已住院 3 天，精神活動力及食慾已恢復如常，但因首次住院，對環境無法熟悉，偶爾仍哭鬧且不易安撫。

❖睿媽

全職新手媽媽，對於小睿的照護及發展總是非常緊張。此次小睿初次住院，更增加媽媽的照護者壓力。

❖睿爸

家中的經濟來源，收入穩定的上班族。個性粗心而樂觀，因平時參與照顧小睿的程度較低，多依賴小睿媽媽指導照護技巧。

❖護理師

資深兒科護理師。

情境劇情(flow of the story)

一、第一幕

小睿因急性細支氣管炎入住小兒感染病房，小睿午睡中。

劇情	學習焦點
・**睿媽**：「護理師，小睿現在越來越好動，會自己扶著床站起來，可是站不久就又跌倒了，我看隔壁的妹妹大他一個月而已，但已經走路走得很穩，我好擔心喔！會不會我給小睿吃的不夠營養，還是我應該要多幫小睿訓練？好擔心小睿發展比較慢喔！可以幫我做發展評估嗎？」 ・**睿爸**：「媽媽很焦慮，我也不知道怎麼安慰她，但我覺得小睿發展的不錯啊？」	1. 能評估家屬緊張情緒，並學習以專業人員角度安撫家屬 2. 能判讀適合兒童發展評估之時機點 3. 能適當安排兒童發展評估時機

評量一：您現在該做什麼處置？（單選題）

選項一：先安撫媽媽心情，並與媽媽約定評估時間

（正解，接劇情Ａ）

劇情Ａ

· **護理師**：「媽媽先不用緊張喔！每個小朋友的發展都是不一樣的，如果媽媽太緊張，小朋友也會有壓力唷～爸爸可以多陪媽媽聊聊天分散一下注意力，那我想說我們約個時間來幫小睿做丹佛評估好嗎？」

· **媽媽**：「好呀！麻煩你了，不然等等小睿清醒後我再去通知你們」

· **爸爸**：「太好了～媽媽你就不要太緊張了」

選項二：通知媽媽要執行評估，並將小睿喚醒，開始丹佛評估

（錯誤，接劇情Ｂ）

劇情Ｂ

· **護理師**：「媽媽那不然我現在來幫小睿做評估好了（直接開燈掀開被子）」

（小睿劇烈哭泣，難以安撫）

· **媽媽**：「不哭不哭，怎麼辦～不要哭呀！」

· **爸爸**：「老婆放輕鬆，兒子乖不要哭喔！」

（小睿清醒後，看到陌生的你感到非常緊張，開始崩潰大哭，媽媽看到後更加焦慮）

· **媽媽**：「乖乖乖不哭不哭，怎麼辦，他一直哭，我們這樣可以做評估嗎？」

（字幕說明：說明執行發展評估測驗前，需評估施測環境是否舒適，並挑選兒童精神活力佳的時間點，另可依照兒童狀況選擇是否讓施測者留在受測兒童身旁）

二、第二之一幕

　　小睿剛睡完午覺，精神活動力好，也能對護理師友善微笑，評估適合測驗，故於病房內進行評估。

劇情	學習焦點
（利用圖片說明：執行發展評估測驗前，需以年齡線計算受測者的正確年齡） · **護理師**：「媽媽，發展評估的目的僅為判讀兒童目前的發展狀況，並非智力測驗，所以小睿有些項目無法做到是施測時正常的狀況。」 · **媽媽**：「喔喔！了解了，那我可以在旁邊看小睿評估嗎？」 · **護理師**：「當然可以啊，小睿感覺有點怕生，有媽媽在她會比較安心，另外有些問題也是需要媽媽回答喔！」 · **媽媽**：「原來如此！那太好了，小睿我們來考試了喔！」 此時小睿扶著媽媽站了起來，並且往前走了一兩步！	1. 能於評估執行前建立家屬正確觀念 2. 能於互動過程透過觀察搜集評估資料 3. 能判讀評估項目之優先順序
評量二：您覺得現在該從什麼項目的評估開始比較適當呢？ （單選題）	
選項一　粗動作（正解，劇情往下進行）	
選項二　精細動作（錯誤，需重來並且選擇正確答案劇情方可往下進行）	
選項三　語言（錯誤，需重來並且選擇正確答案劇情方可往下進行）	
選項四　社會性（錯誤，需重來並且選擇正確答案劇情方可往下進行）	

三、第二之二幕

延續二之一劇情。

劇情	學習焦點
・**護理師**：「小睿好棒喔！走得很好誒！那媽媽我們先從粗動作開始評估喔！」 ・**媽媽**：「哇好難得，他今天走得還不錯誒！小睿好棒好棒！」 （加入 2D 影片：小睿能扶著家具，往前走動，走幾步後會停住，偶爾不小心重心不穩彎腰手扶地板）	1. 能於互動過程透過觀察搜集評估資料 2. 能正確判讀評估結果
評量三：您覺得下列哪張評估表為小睿的粗動作評估結果？ **（單選題）**	
（於畫面中加入評估表圖檔，讓學習者直接判讀評估表並選擇正確答案） **選項一**　A（正解，劇情往下進行） **選項二**　B（錯誤，需重來並且選擇正確答案劇情方可往下進行） **選項三**　C（錯誤，需重來並且選擇正確答案劇情方可往下進行）	

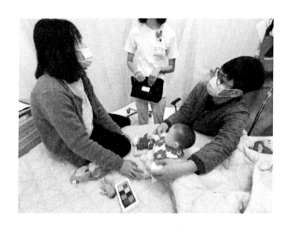

三、第二之二幕

延續二之二劇情。

劇情	學習焦點
· **護理師**：「媽媽，那接下來我們試著讓小睿拿起兩塊積木。」 · **媽媽**：「小睿來，你看是積木唷！」 小睿拿起積木，發出ㄇㄚ ㄇㄚ的聲音，並且敲打互相敲打 · **護理師**：「小睿，好棒喔！那這個是誰？（指著媽媽）」 · **小睿**：「ㄇㄚ ㄇㄚ」 · **媽媽**：「哇好棒喔！小睿好棒！」	1. 能於互動過程透過觀察搜集評估資料 2. 能判讀評估項目之優先順序 3. 能正確判讀評估結果
評量四：您覺得下列哪張評估表為小睿的評估結果？ **（單選題）**	
（於畫面中加入評估表圖檔，讓學習者直接判讀評估表並選擇正確答案） **選項一**　A（正解，劇情往下進行） **選項二**　B（錯誤，需重來並且選擇正確答案劇情方可往下進行） **選項三**　C（錯誤，需重來並且選擇正確答案劇情方可往下進行）	
評量五：媽媽：「護理師那之後還有需要再評估嗎？」 **請問您如何回答媽媽？（單選題）**	
選項一　媽媽我會把這次測量的結果統整後給您，約莫兩週後再找一個小睿心情愉快的時候來測驗好了 **選項二**　不用喔！他走得很好啊！媽媽你擔心的不就是這個嗎？看起來小睿走路一百分誒！不用評估了啦！（此題重來）	

四、第三幕

小兒感染病房。

劇情	學習焦點
・**護理師**：「媽媽，這是上次小睿測驗的結果，你再看一下，然後兩週後我們再嘗試一次喔！」	能將測驗結果轉達給家屬，並衛教測驗結果之內涵
評量六：將評估結果繳交給家屬的過程中，應如何給予適當衛教？	
選項一 告知哪幾個項目為通過，哪幾個項目為待觀察，一般來說重複評估的標準為何（正確，考題結束）	
選項二 媽媽，大致上看起來都發展得很好喔！應該沒有問題了！你們兩個月後想來評估也很歡迎喔！（錯誤，考題結束）	

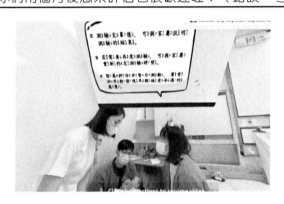

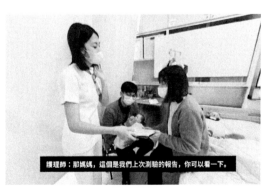

護理師：那媽媽，這個是我們上次測驗的報告，你可以看一下。

11-3　評量機制與設計

（一）利用影片設計考題

1. 教案共包含三幕，每一幕包含一到兩道評量，總計六道，內容針對教學目標而設計。

2. 當學生答題正確時，教案將持續播放或依照題型出現對應的 2D 影片（圖 11-1）。

3. 當學生答題錯誤時，選項會以紅色呈現，並要求學習者重新觀看影片並回答正確後才可以繼續完成教案。

✤設計關鍵

　　2D 影片能提供真實兒童反應，補足無法用真實兒童演員所帶來的困境。

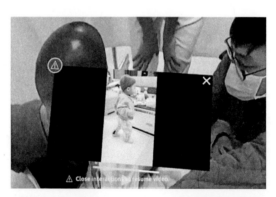

圖 11-1　答題正確時，將播放 2D 影片，學員觀看便可了解真實兒童的反應

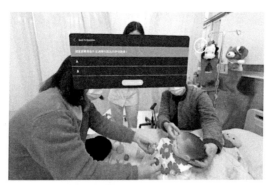

圖 11-2　選擇錯誤則教案暫停播放；待選擇到正確選項後教案開始

（二）利用 Virti 後臺系統

1. 了解學習者體驗教案時之視角及視角停留時間，可判斷學習者的專注落點，藉由落點分析判斷學習者之成效。

2. 利用系統統計資料可了解學習者之學習次數、學習時間及答題正確性，藉由統計分析可探討學習者之學習狀況。

✤設計關鍵

將每一情境之教學內容分散於場景中的各個角落（圖 11-3、圖 11-4），讓學習者自主探索及學習，並利用考題了解學習成效。

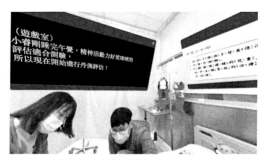

圖 11-3　將評量目的及情境說明分散於場景四周

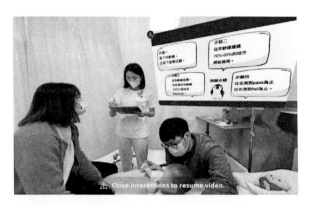

圖 11-4 將評量步驟說明分散於場景四周

（三）設計教案滿意度評量

於教案體驗後，利用問卷方式評估學習成效。問卷包含兩部分，分別為滿意度量表評量及開放式問題。滿意度採 Likert scale 設計而成，以 1~5 分表示非常不滿意到非常滿意，來評估教案的整題學習感受，開放式問題則讓學習者提供意見表達學習感受。

（四）搭配現有課程規劃－臨床實習

於護理系學生於實習開始前體驗本教案，加深對兒童評估之認知及操作流程。

11-4　　結　論

　　關於兒童護理相關教案，在整體設計上並不容易，尤其以嬰幼兒更加不易，因此在設計本教案時，如何讓學習者充分感受到兒童反應的張力，乃是教案成功的關鍵之一。在場景部分，除了力求真實，更於多個評估環節結合 2D 影片，並搭配合適的音效來增強帶入感；在演員部分，由具備兒科臨床工作經驗的護理師為組成；在評量部分，更針對評估的時機點做評核，答錯時亦將可能發生的情境實際呈現出來，綜合以上，目的皆為讓學習者在體驗本 VR 教案時更具有沉浸感。

　　在教案實行成效之面向，因為本教案為針對進階護理師而設計，進階護理師多具備臨床經驗，但在評估經驗中，往往在兒童生理評估會優於對心理及發展的評估，因此本教案恰能重拾進階護理師對於兒童發展的評估技能。綜上所述，期能將本教案運用於現有的護理教學中，於學生到臨床實習前或實習過程中做為練習之教材，亦可於人類發展課程中作為輔助之教材。國內現有之兒童護理虛擬實境教案仍相當稀少，且種類較單一，本教案之設計劇本亦同。期待未來能發展更多樣的兒童護理相關教案，觸及不同疾病、不同年齡、不同臨床場景之兒童，增進進階護理師學習之深度及廣度。

特別感謝

- **HTC 團隊**
- **臺灣大學醫學院附設兒童醫院**
  范綱翔護理師、陳宗虢護理師、莊馨毅護理師、林韻竹護理師、陳祉吟
- **陽明交通大學**
  許芳瑜同學、黃昶諭同學、楊庭惟同學、楊予欣同學、黃千祐同學、吳哲綸研究助理
- **睿哥一家人**
  鄭安哲先生、徐育霽女士、鄭子睿小朋友（2D 影片的男主角）

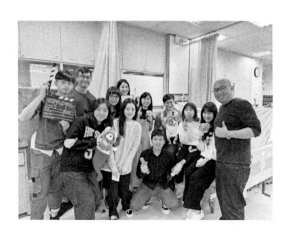

  兩分鐘試看片
➤ 兒科護理學

參考文獻

穆佩芬、黃久美、蔡慈儀、廖珍娟、徐少慧、陳紀雯、翁欣蓉、蘇靖媛、
　　王凱微、湯麗君、吳美玲、洪麗真、施嘉惠、謝秀芳(2010)．*實用人
　　類發展學*．華杏。

Ralston, B. H., Willett, R. C., Namperumal, S., Brown, N. M., Walsh, H.,
　　Muñoz, R. A., Castillo, S., Chang, T. P., & Yurasek, G. K. (2021). Use of
　　virtual reality for pediatric cardiac critical care simulation. *Cureus, 13*(6),
　　DOI: 10.7759/cureus.15856

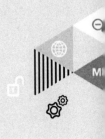

CHAPTER 12

教案九　婦癌術前準備檢查

作者：黃久美、孫志琪、莊秋萍、吳哲綸、陳尹甄

　　婦科癌症手術治療前會需要各項檢查，婦癌病人承受沉重的身心壓力，本教案之目的為協助大學部護理學生學習：如何完整且適切給予病人各項檢查前指導，及各項手術前準備，提供以病人為中心的照護。透過 Virti 平臺觀看護病互動情境，適時以圖卡聚焦重點學習，觀看過程也穿插評量問題，檢視學生理解狀況，最後提供延伸資料，深化學習經驗。

12-1　教學目的

1. 了解婦科癌症手術治療前常見檢查過程與目的。

2. 認識術前相關護理指導，為病人解說各項準備內容。

3. 同理個案在術前的焦慮與情緒困擾。

12-2　教案內容與腳本

一、情境背景

　　一位 58 歲女性，因停經後出血於門診求治，檢查疑似子宮頸癌，醫師建議入院詳檢。陳○如女士，高職畢業，G_2P_2，兩胎皆為診所自然產，未有其他過去病史，未有手術史，家中祖母及堂姊有子宮頸癌家族史，對於此次入院感到無助及徬徨，對於各項檢查及準備皆不了解。

> 情境劇情(flow of the story)

第一幕　以 ISBAR 方式交班

　　新入院病人交班（使用 ISBAR 交班方式），說明病人診斷、現況及今日預計檢查婦科超音波及電腦斷層（圖 12-1）。

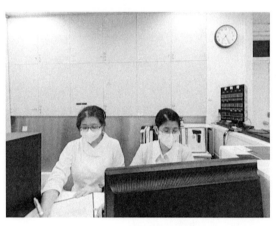

圖 12-1　ISBAR 交班

幕次	大　綱
重點提示	ISBAR 交班： Introduction 介紹病人 Situation 情境：病人現況 Background 背景：病史、用藥及治療情形 Assessment 評估：管路、檢查結果、追蹤事項 Recommendation 建議：後續治療計畫

幕次	大　綱
場景／動作	影片摘錄之腳本 NA：護理師 A NB：護理師 B
於護理站交班過程	（兩位護理師坐於護理站，於電腦前面進行交班） ·**護理師 A**：病房第六床，陳○如女士，G_2P_2，沒有特殊過去疾病史，前面兩胎皆為自然產，此次因停經後出血於門診求治，疑似子宮頸癌，且家中祖母及堂姊有子宮頸癌的病史，醫師建議入院詳檢。今天上午九點預計行婦科超音波，下午兩點行腹部電腦斷層，還沒有簽同意書及放置靜脈留置針 ·**護理師 B**：好的

第二幕　指導病人術前準備

應用適切溝通技巧（圖 12-2），應用護理指導內容告知病人各項術前準備（圖 12-3）。

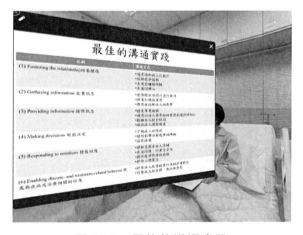

圖 12-2　最佳的溝通實踐

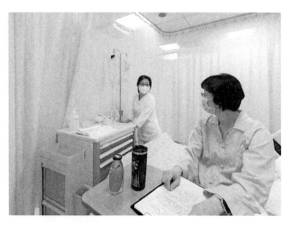

圖 12-3　手術前各項準備

幕次	大　綱
重點提示	最佳的溝通實踐： 1. Fostering the relationship　培養關係 2. Gathering information　收集訊息 3. Providing information　提供訊息 4. Making decisions　做出決定 5. Responding to emotions　情感回應 6. Enabling disease-and treatment-related behavior　促成與疾病或治療相關的行為
場景／動作	影片摘錄之腳本 N：護理師 P：病人
說明婦科常見檢查	前情說明：病人不停詢問：「什麼時候會輪到我做檢查？」、「檢查完，什麼時候知道結果？」

幕次	大　綱
	・**病人**：「（有點緊張，欲言又止）護理師……檢查要怎麼做？我沒有做過……」 ・**護理師**：「您不要緊張，今天要做個檢查有兩個，上午是婦科的超音波，下午是腹部的電腦斷層。婦科超音波會在腹部用一點涼涼的傳導膠，再使用一個探頭在腹部掃描，有些地方看不清楚可能會壓重一點，但基本上不會有疼痛的感覺。」
手術前各項準備	前情說明：病人不了解手術前準備，對於相關具體措施欠缺較完善的準備度
	・**護理師**：「陳女士早安，我們明天要手術了，今天要做一些準備喔！」 ・**病人**：「對啊（驚訝），我明天要手術了，還要做什麼準備啊？」 ・**護理師**：「今天要在手上幫你放一支靜脈留置針，要剃毛，要灌腸，還有半夜 12 點過後不要吃東西跟喝水。」 ・**病人**：「（驚訝）你說要放什麼針？」

第三幕　病人術前無法安睡

　　半夜病人床上翻來覆去無法入睡，告知巡房護理師靜脈留置針置針處疼痛，對病房環境不熟悉，難以入睡（管線扭曲：病人緊張，活動不注意拉扯，變得肢體僵硬，失眠、不安、無安全感）（圖 12-4）。

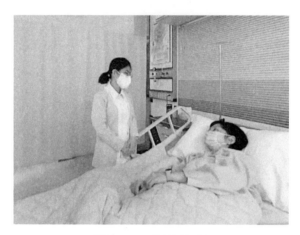

圖 12-4　術前焦慮

幕次	大　綱
重點提示	詢問病人情緒，試圖同理回應及了解(NURSE) ・Naming of emotions 說出病人的情緒 ・Understanding of patient's situation 了解病人的情況 ・Respecting the patient's coping 尊重病人的回應 ・Support the patient 提供精神上或社會資源的支持 ・Exploring the need of patient 詢問病人的需求
場景／動作	影片摘錄之腳本 N：護理師 P：病人
緩解術前焦慮	前情說明：病人神色不安地表示：「因為是第一次手術，想到就覺得害怕。」一邊嘆氣、皺眉的說「我的祖母、堂姊也得癌症，我真的好擔心明天，已經睡不好很多天了。」
三幕之一病床邊	凌晨兩點，在病人房間 ・**病人**：「（翻來覆去，唉聲嘆氣）。」 ・**護理師**：「（巡防進來看病人情況）陳女士怎麼了？睡不著嗎？」

幕次	大　綱
	・病人：「對啊，我睡不著，我本來就比較容易緊張……不知道是不是手上的針卡卡的不太舒服，也很擔心明天的手術……」 ・**護理師**：「手上的針只有軟針放在血管裡面，硬針已經拿掉了。」 ・**病人**：「是喔，那我怎麼覺得卡卡的不太舒服。」 ・**護理師**：「留置針屬於外來物，身體有點異物感也是正常的。」 ・**病人**：「恩（點頭）。」
三幕之二	詢問澄清病人的擔心事項，理解病人的感受 ・**護理師**：「要說說看你對手術有什麼擔心嗎？」 尊重病人的反應 ・**病人**：「我不好意思問，想說這些問題會不會很蠢，所以我不敢問……」 ・**護理師**：「不會的，有疑慮就要說出來，我們幫你解決就不會像現在一樣睡不著了。」
三幕之三	提供病人支持，協助解說疑問之處 ・**護理師**：「我來幫你解說這些問題吧！」
三幕之四	對於病人所關心的議題，提供可能的處理方案 ・**病人**：「恩（點頭），醒來會很痛嗎？」 ・**護理師**：「開了一個那麼大的手術，一定會有傷口，有傷口就會有疼痛情形，而疼痛是比較主觀的感受，若您手術後有明顯疼痛不適，可以給您打止痛藥物。」

二、腳本

場景	劇　情
場景一 之一	交班 ・人物：護理師兩位 ・道具：護理站桌子一張、電腦一臺、板夾一個
護理站	（兩位護理師坐於護理站，於電腦前面進行交班） ・**護理師 A**：病房第六床，陳〇如女士，G_2P_2，沒有特殊過去疾病史，前面兩胎皆為自然產，此次因停經後出血於門診求治，疑似子宮頸癌，且家中祖母及堂姐都有子宮頸癌病史，醫師建議入院詳檢 ・**護理師 B**：（點頭） ・**護理師 A**：今天上午九點預計行婦科超音波，下午兩點行腹部電腦斷層，還沒有簽同意書及放置靜脈留置針 ・**護理師 B**：好的
場景一 之二	婦科常見檢查 ・人物：護理師兩位、病人一位 ・道具：病床一張、床旁桌一張、板夾一個、檢查同意書一份、一支筆
病房	・**護理師**：「陳女士早安，今天是我照顧您，我們今天有兩個檢查要做，同意書填好了嗎？」 ・**病人**：「（表情疑惑）你是說這兩個嗎？（拿出兩份同意書）」 ・**護理師**：「（接過同意書）對，是這個。」 ・**病人**：「（有點緊張，欲言又止）護理師……檢查要怎麼做？我沒有做過……」 ・**護理師**：「您不要緊張，今天要做個檢查有兩個，上午是婦科的超音波，下午是腹部的電腦斷層。婦科超音

場景	劇　情
	波會在腹部用一點涼涼的傳導膠，再使用一個探頭在腹部掃描，有些地方看不清楚可能會壓重一點，但基本上不會有疼痛的感覺。」 ・**病人**：「（點頭）喔喔，原來是這樣。」 ・**護理師**：「是的。」 ・**病人**：「那下午的呢？ 顯影劑一定要打嗎？ 我看網路上說有些人會過敏，我沒有打過，萬一過敏怎麼辦？（神情緊張）」 ・**護理師**：「下午要做的是電腦斷層，等等我會在您手上留一支針，就是要打顯影劑使用的，檢查室會有醫師及護理師在，如果施打過程有任何不適，可以隨時跟他們反映，不用擔心。」 ・**病人**：「好喔，我以為只有我一個人，有醫師及護理師我就不怕了。」 ・**護理師**：「恩恩（點頭）。」 ・**病人**：「那檢查完呢？我有沒有要注意的事情？」 ・**護理師**：「婦科超音波檢查後不會有任何不適，是沒有需要注意的，而電腦斷層因為會使用到顯影劑，顯影劑會藉由腎臟排出，需要多喝水，幫助他藉由尿液排出。」 ・**病人**：「喔喔，我知道了，要多喝水多尿尿。」 ・**護理師**：「沒錯！」 ・**病人**：「好，這樣我就比較知道了，謝謝護理師告訴我這些。」
場景二	手術前各項準備 ・人物：護理師一位、病人一位 ・道具：病床一張、床旁桌一張、一支靜脈留置針、一碗肥皂水、一支剃毛刀、生理食鹽水袋、灌腸袋、清流質蘋果汁一罐

場景	劇　情
二之一	・**護理師**：「陳女士早安，我們明天要手術了，今天要做一些準備喔！」 ・**病人**：「對阿（驚訝），我明天要手術了，還要做什麼準備啊？」 ・**護理師**：「今天要在手上幫你放一支靜脈留置針，要剃毛，要灌腸，還有半夜 12 點過後不要吃東西跟喝水。」 ・**病人**：「（驚訝）你說要放什麼針？」 ・**護理師**：「靜脈留置針，手術要用的」 ・**病人**：「我不能麻醉之後再放嗎？那時候我就不會有痛的感覺了…」 ・**護理師**：「（微笑）我們一般是進到手術室前就要先接點滴了，有些人會因為麻醉而出現低血壓情形，如果沒有先接好點滴，臨時可能沒有辦法給予藥物跟大量的點滴。」 ・**病人**：「喔（點頭），所以我才要先打好針啊～」 ・**護理師**：「沒錯（點頭）。」
二之二	・**病人**：「你剛剛說還要做什麼？」 ・**護理師**：「還要剃毛，灌腸，還有半夜 12 點過後不要吃東西跟喝水。」 ・**病人**：「毛？我肚子的毛嗎？我肚子沒有毛啊~」 ・**護理師**：「在婦產科的皮膚準備範圍包括：乳房下緣、會陰部全部毛髮，以及大腿上三分之一，這些部分的毛髮都要剃除。」 ・**病人**：「（驚訝）這麼多！都要剃掉啊？」 ・**護理師**：「（點頭）對啊，有毛髮的地方就容易滋生細菌，所以開刀範圍的毛髮都要剃掉。」

場景	劇　情
二之三	・**病人**：「那灌腸呢？像藥局買的那種小浣腸嗎？」 ・**護理師**：「不是喔～是清潔灌腸，就是幫你灌生理食鹽水，一次 500~1,000 ml 的量，要灌進去是清水，出來的也要是清水，不能有渣渣，這樣才可以喔！」 ・**病人**：「哇~那要灌很多次嗎？」 ・**護理師**：「我們這兩天不是已經有在做飲食調整了嗎？」 ・**病人**：「你說前兩天的低渣飲食，跟今天的清流質飲食嗎？」 ・**護理師**：「對的（點頭），有做好飲食調整，就會灌得不那麼辛苦了。」 ・**病人**：「好的，那我灌腸就不能再吃東西了嗎？　」 ・**護理師**：「還是可以的，等到午夜十二點過後才不能吃東西跟喝水。」 ・**病人**：「好的（點頭）。你說完我比較知道要做什麼了。」 ・**護理師**：「那我們就開始準備吧！」 ・**病人**：「（微笑點頭）好喔！」
場景三	術前焦慮 ・人物：護理師一位、病人一位 ・道具：病床一張、紅燈鈴、一支靜脈留置針

場景	劇　情
三之一	凌晨兩點，在病人房間 · **病人**：「（翻來覆去，唉聲嘆氣）。」 · **護理師**：「（巡房進來看病人情況）陳女士怎麼了？睡不著嗎？」 · **病人**：「對啊，我睡不著，我本來就比較容易緊張...不知道是不是手上的針卡卡的不太舒服，也很擔心明天的手術...」 · **護理師**：「手上的針只有軟針放在血管裡面，硬針已經拿掉了。」 · **病人**：「是喔，那我怎麼覺得卡卡的不太舒服。」 · **護理師**：「留置針屬於外來物，身體有點異物感也是正常的。」 · **病人**：「恩（點頭）。」
三之二	· **護理師**：「要說說看你對手術有什麼擔心嗎？」 · **病人**：「恩……我麻醉會有危險嗎？麻醉醒來是不是會一直吐？還有會很痛嗎？我開這麼大一個手術，開完肚子是不是會凹下去啊？」 · **護理師**：「原來你對手術有這麼多問題啊，怎麼不早一點問我們呢？」 · **病人**：「我不好意思問，想說這些問題會不會很蠢，所以我不敢問……」 · **護理師**：「不會的，有疑慮就要說出來，我們幫你解決就不會像現在一樣睡不著了。」 · **病人**：「好喔（點頭）。」

場景	劇　情
三之三	・**護理師**：「我來幫你解決這些問題吧！」 ・**病人**：「恩（點頭）。」 ・**護理師**：「先來說說麻醉會不會有危險，在您麻醉期間，麻醉醫師及護理師會連續監測您的心跳及血壓，隨時有變化都可以即時處理，不需要擔心。」 ・**病人**：「他們會一直都在吧？」 ・**護理師**：「會的，不用擔心，他們會陪伴您直到麻醉甦醒。」 ・**病人**：「恩（點頭），那我會不會一直吐啊？」 ・**護理師**：「有些人確實會對麻醉藥物比較敏感，會有噁心及嘔吐情形，我們會依據您的狀況給您止吐藥物。」 ・**病人**：「喔～那我就不會吐了！」 ・**護理師**：「可能還有一些噁心感，但不一定會吐。」
三之四	・**病人**：「恩（點頭），醒來會很痛嗎？」 ・**護理師**：「開了一個那麼大的手術，一定會有傷口，有傷口就會有疼痛情形，而疼痛是比較主觀的感受，若您手術後有明顯疼痛不適，可以給您打止痛藥物。」 ・**病人**：「喔！可以打藥啊～這樣就不會痛了吧！」 ・**護理師**：「剛手術後是最痛的，漸漸的會越來越好的。」 ・**病人**：「好（點頭），開完肚子是不是會凹下去啊？」 ・**護理師**：「雖然是開這麼大一個手術，肚子會有點消，但應該不至於會凹下去的。」 ・**病人**：「好，我知道了，謝謝護理師在半夜還願意跟我聊聊這麼多。」 ・**護理師**：「那休息一下吧！」 ・**病人**：「好的，我會嘗試閉眼休息一下的。」

12-3　評量機制與設計

1. **第一幕**：引導學習者認識常見婦科檢查，應用適當的交班技巧掌握照護重點；並與病人建立的信任關係，進行檢查前相關注意事項之護理指導。運用 Virti 平臺觀看影片內容，針對內容重點學習。

2. **第二幕**：引導學習者認識相關術前準備，適切使用溝通技巧，向病人說明各項術前準備之目的與過程。觀看 Virti 平臺影片內容，觀看過程回應評量問題。

3. **第三幕**：引導學習者認識如何建立同理心、與安全感，應用適當的溝通技巧緩解術前焦慮。觀看 Virti 平臺影片內容，參考溝通自評表，評估自己在溝通技巧上的優缺點。

4. 藉由 Virti 平臺影片內容，應用在臨床遇到病況相似病人上，並在完成反思報告。

5. 搜尋相關文獻，針對影片主題做延伸討論。

12-4　結　論

　　焦慮是住院手術病人常見的護理問題之一，大學生臨床經驗尚淺，Virti 平臺提供 360 度環景影片，可提供將對沉浸的體驗，認識臨床情境和流程，增進實際的應對能力。Virti 平臺提供安全無壓力的學習情境，讓學習者了解如何應用溝通原則、與同理心架構，建立信任的護病關係，提供以病人為中心的照護。

兩分鐘試看片
➤ 婦癌術前準備檢查

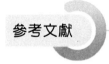

參考文獻

陳冠宇(2018)·*告知壞消息與精神腫瘤科－告知壞消息的策略*·https://thetinynotes.com/topic/711/%E5%91%8A%E7%9F%A5%E5%A3%9E%E6%B6%88%E6%81%AF%E8%88%87%E7%B2%BE%E7%A5%9E%E8%85%AB%E7%98%A4%E7%A7%91

Agency for Healthcare Research and Quality (AHRQ) (2015). *Communication Self-Assessment. Health Literacy Universal Precautions Toolkit 2nd Edition*.https://www.ahrq.gov/health-literacy/improve/precautions/tool4b.html

Burgess, A., van Diggele, C., Roberts, C., & Mellis, C. (2020). Teaching clinical handover with ISBAR. *BMC medical education*, *20*(2), 1-8. https://doi.org/10.1186/s12909-020-02285-0

Kaltman, S., Talisman, N., Pennestri, S., Syverson, E., Arthur, P., & Vovides, Y. (2018). Using technology to enhance teaching of patient-centered interviewing for early medical students. *Simulation in Healthcare*, *13*(3), 188-194. doi: 10.1097/SIH.0000000000000304

King, A., & Hoppe, R. B. (2013). "Best practice" for patient-centered communication: a narrative review. *Journal of graduate medical education*, *5*(3), 385-393. http://dx.doi.org/10.4300/JGME-D-13-00072.1

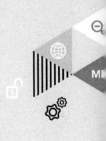

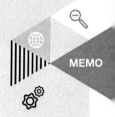

MEMO

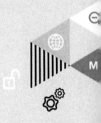

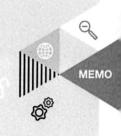

MEMO

國家圖書館出版品預行編目資料

進階虛擬實境護理教案設計手冊：環景體驗式教學／童恒新、葉
士青、張庭榕、吳昆家、黃淑鶴、王華娟、劉芷伶、李旻芢、
甘佩鑫、楊惠如、莊涵琳、夏德霖、陳芃橋、沈淑芬、徐清樺、
楊秋月、江逸萱、胡慧蘭、王柏權、陳惠雯、陳俞琪、陳郁如、
黃千祐、于會功、林承霈、黃茱楹、劉曉菁、吳佩儒、劉佩青、
楊予欣、黃久美、孫志琪、莊秋萍、吳哲綸、陳尹甄編著.－
初版－新北市：新文京開發出版股份有限公司，2024.04
面；　公分

ISBN　978-986-430- 996-2（平裝）

1.CST: 護理教育　2.CST: 情境教育
3.CST: 虛擬實境　4.CST: 教學方案

419.63　　　　　　　　　　　　　　　　　　112021765

進階虛擬實境護理教案設計手冊：環景體驗式教學　（書號：B463）

總　校　閱	童恒新					
作　　　者	童恒新	葉士青	張庭榕	吳昆家	黃淑鶴	王華娟
	劉芷伶	李旻芢	甘佩鑫	楊惠如	莊涵琳	夏德霖
	陳芃橋	沈淑芬	徐清樺	楊秋月	江逸萱	胡慧蘭
	王柏權	陳惠雯	陳俞琪	陳郁如	黃千祐	于會功
	林承霈	黃茱楹	劉曉菁	吳佩儒	劉佩青	楊予欣
	黃久美	孫志琪	莊秋萍	吳哲綸	陳尹甄	
出　版　者	新文京開發出版股份有限公司					
地　　　址	新北市中和區中山路二段 362 號 9 樓					
電　　　話	(02) 2244-8188（代表號）					
Ｆ　Ａ　Ｘ	(02) 2244-8189					
郵　　　撥	1958730-2					
初　　　版	西元 2024 年 4 月 1 日					

新文京開發出版股份有限公司

NEW
WCDP

新世紀‧新視野‧新文京 ― 精選教科書‧考試用書‧專業參考書